SPRINGER PUBLISHING COMPANY

新生儿精细化护理系列

丛书主编 胡晓静

新生儿疼痛护理管理手册

Clinical Handbook of Neonatal Pain Management for Nurses

[美] 塔拉·马尔科 [美] 米歇尔·L. 迪克森 著 胡晓静 主译
Tara Marko Michelle L. Dickerson
MSN, RNC-NIC MSN-Ed,
  RNC-NIC, RN-BC

 中国出版集团有限公司

 世界图书出版公司
上海 西安 北京 广州

图书在版编目(CIP)数据

新生儿疼痛护理管理手册 /(美)塔拉·马尔科,(美)米歇尔·L.迪克森著;胡晓静主译. —上海:上海世界图书出版公司,2023.11
ISBN 978-7-5232-0473-3

Ⅰ.①新… Ⅱ.①塔… ②米… ③胡… Ⅲ.①新生儿—疼痛—诊疗—手册 Ⅳ.①R339.31-62

中国国家版本馆 CIP 数据核字(2023)第 123673 号

The original English language work:Clinical Handbook of Neonatal Pain Management for Nurses
ISBN:9780826194374
by Tara Marko,MSN,RNC–NIC and Michelle Dickerson,MSN–Ed,RNC–NIC,RN–BC
has been published by:
Springer Publishing Company
New York,NY,USA
Copyright ©2017. All rights reserved.

书　名	**新生儿疼痛护理管理手册**	
	Xinsheng'er Tengtong Huli Guanli Shouce	
著　者	[美]塔拉·马尔科 [美]米歇尔·L.迪克森	
主　译	胡晓静	
责任编辑	李　晶	
装帧设计	南京展望文化发展有限公司	
出版发行	上海世界图书出版公司	
地　址	上海市广中路 88 号 9–10 楼	
邮　编	200083	
网　址	http://www.wpcsh.com	
经　销	新华书店	
印　刷	苏州彩易达包装制品有限公司	
开　本	889mm×1194mm　1/32	
印　张	7.5	
字　数	153 千字	
印　数	1–3000 册	
版　次	2023 年 11 月第 1 版　2023 年 11 月第 1 次印刷	
版权登记	图字 09–2021–0559 号	
书　号	ISBN 978-7-5232-0473-3/ R·683	
定　价	68.00 元	

主译介绍

主任护师，医学博士学位，博士生导师，复旦大学附属儿科医院护理部副主任。兼任中国医药教育协会新生儿护理分会主任委员、中华护理学会新生儿护理学组副组长等。研究方向：危重新生儿护理、新生儿先天性心脏病筛查。曾获上海市"左英"护理奖、上海市人才发展基金、科技进步奖、中华及上海市护理科技奖等。

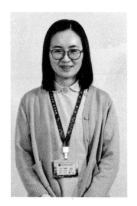

胡晓静

翻 译 团 队

主 译

胡晓静

参译人员

（以下按姓氏笔画排序）

冯怡琳　吕天婵　刘　晴　杨童玲　李丽玲　沈家黎
张雪萍　陆胜利　季福婷　顾赛霞　黄盼盼　裘梦凡

校 对

韩文娟　张　艺　花　玮

译 者 序

新生儿是否存在疼痛的问题曾经在很长一段时间内存在误解。近十几年来，人们已经认识到新生儿，包括早产儿存在疼痛。新生儿医务人员越来越多地认识到疼痛不仅仅是"一种与实际或潜在的组织损伤相关的不愉快的感觉和情感体验"，新生儿无法表达疼痛的感受不代表不存在疼痛，更重要的是，疼痛影响了新生儿的生理稳定性，使得皮质醇的分泌增加，分解代谢增加，术后患儿的伤口愈合时间更长，并有更高的病死率。疼痛长期不被重视和管理会导致新生儿延迟出院，发育迟缓，情感认知的发育受到影响。因此，对于新生儿疼痛的管理非常重要。新生儿疼痛管理需要在临床上落地，真正地开展起来。

本书由塔拉·马尔科（Tara Marko）和米歇尔·L. 迪克森（Michelle L. Dickerson）共同写作出版，复旦大学附属儿科医院、国家儿童医学中心的新生儿护理团队合力翻译。本书对于新生儿护理同仁在了解各种新生儿疼痛的评估工具、正确采用各种非药物性干预方法来处理疼痛，以及熟悉各种镇痛药物的特点和不良反应都具有重要的参考价值。虽然阿片类镇痛药被广泛使用，但在新生儿和婴幼儿人群中可能会产生深远的不良反应，包括耐药性、戒断和不良的神经发育结果。本书为新生儿医务人员随手查阅新生儿疼痛管理的内容提供便利，有助于临床护理工作者在照护患儿的过程中充分考虑患儿的疼痛问题，做好疼痛的预防和观察，做好疼痛的精细化管理和预见性护理，减少因疼痛引起的近期与远期预后的各种不良反应，对于患儿及其家庭来说是功德无量的。

复旦大学附属儿科医院、国家儿童医学中心的新生儿护理团队在新生儿照护方面经验丰富，在翻译本书时力求能够让同仁读懂相关内容，同时又能够保留原著的特色，故翻译过程中仔细推敲、反复斟酌。如果广大读者在阅读过程中有个别之处感到难以理解也欢迎随时与我们沟通，我们将在再版时一并勘正。在此，也感谢所有支持和爱护本书的同仁，祝福大家照护的患儿和家庭越来越好、大家也从中得到快乐！

胡晓静

复旦大学附属儿科医院

国家儿童医学中心

中国医药教育协会新生儿护理分会主委

国家儿童医学中心儿科护理联盟新生儿亚组组长

2023 年 3 月，上海

作者介绍

塔拉·马尔科(Tara Marko),护理硕士学位,注册护士,是美国加州州立大学圣马科斯分校(CSUSM)妇幼护理兼职教授,圣地亚哥拉迪儿童医院护士。她也是 Sigma Theta Tau 国际护理荣誉协会 CSUSM 分会教师顾问。她从 Bayonne 医疗中心护理学院获得文凭,从新泽西城市大学获得护理学士学位,从 Seton Hall 大学获得护理硕士学位。

米歇尔·L. 迪克森(Michelle L. Dickerson),护理硕士学位,注册护士与护理教育者。她作为一名床位护士和教育工作者,在新生儿重症监护领域工作了 17 年,努力为脆弱和患病新生儿提供最具同情心和最敏锐的护理。作为一名减轻新生儿疼痛的倡导者,她倡导通过示范和教育来改善对新生儿疼痛的识别和管理。迪克森女士目前是三级新生儿重症监护室(NICU)的一名指导老师,致力于提高对新生儿疼痛的认识和管理。迪克森女士获得了菲尼克斯大学的护理教育硕士学位,目前正处于获得护理教育博士学位的漫长旅程的最后一站。她是新生儿复苏计划的指导者;血糖、体温、气道、血压、实验

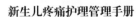

室检查和情感支持(STABLE)指导员;获得母乳喂养顾问资质;并且是国家认证的高危新生儿重症监护护士。她获得了同行的认可,获得了护理卓越奖提名,以表彰她对继续教育和促进患儿照护的承诺和热情。迪克森女士希望通过她的学术贡献,将她在多年护理工作中获得的知识和专业技能推广给当下和未来的护士同仁。

我的丈夫斯科特和我的两个儿子,给了我最大的支持和鼓舞。我非常爱你们。

——塔拉·马尔科

我谨以此书纪念佩吉,感谢她教给我的一切。

——米歇尔·L.迪克森

前　　言

　　作为一名新生儿学家,我越来越理解识别和管理新生儿疼痛的重要性以及不重视疼痛管理的有害影响。新生儿疼痛管理是一个被误解多年的主题。预防新生儿疼痛应该是所有照护者的目标,因为反复发生的短期和长期的疼痛都有潜在的有害后果。我们越来越理解新生儿疼痛的感知以及对新生儿疼痛的管理,我相信,这本书为从业者理解和达到这个非常有价值的目标提供了一个很好的工具。

　　这本书将帮助所有新生儿临床医务工作者更深入地了解新生儿疼痛的生理学,以及药物、非药物疼痛管理方法。多年来,新生儿医学一直存在一个误解,即新生儿不会像成人那样强烈地感觉到疼痛。因此,新生儿疼痛及其导致的长期后遗症一直得不到充分的管理。健康照护的提供者准确和全面地评估疼痛存在很多困难,在有效管理新生儿疼痛方面存在许多挑战。近年来,人们在理解新生儿如何应对疼痛、新生儿如何表现疼痛以及缓解新生儿疼痛的干预措施方面取得了很大进展,无论是极早产儿还是正在经历戒断症状的足月儿。这本书为新生儿卫生保健工作者提供了一个工具,以帮助缩小差距。

本书的一些章节提供了关于疼痛生理学的详细信息——这是一个在新生儿护理教育中经常不被关注的主题，为理解新生儿疼痛提供了基础。疼痛管理的药物和非药物方法的详细解释有助于新生儿临床医护人员更好地理解可用药物的特性和新生儿的反应。讨论了家庭的作用和早产儿相关的特殊考虑，为联合应用各种治疗新生儿疼痛的方法提供了指导。特别有帮助的是临终关怀和姑息治疗的讨论，这是新生儿护理和医学中疼痛和疼痛管理的一个备受争议的话题。涉及发育护理和跨学科团队来管理疼痛的章节是经过深思熟虑的，并且适用于任何护理环境。新生儿护士在作为保护脆弱患儿的倡导者的角色上，面临许多挑战，这本书为卫生保健团队履行责任时提供了一些参考。

在塔拉·马尔科和米歇尔·L.迪克森的共同努力下出版了这本非常有用的临床参考书，新生儿临床医务人员都可以将其作为解决脆弱的新生儿人群经历各种疼痛的可靠资源。

约翰·塔德罗斯

医学博士，美国儿科学会会员

新生儿联合主任

RWJBarnabas 健康中心

泽西市医疗中心

新泽西州泽西市

引　言

　　新生儿疼痛临床护理管理手册是围绕一个非常及时而重要主题的、代表激情和爱而开展的工作。我们越来越意识到疼痛的影响以及保护最脆弱患者的必要性。我们认识到需要用文字来强调疼痛管理，并对新生儿疼痛开始深入的、多学科的交流之后写了这本书。通过这本书，我们希望把对新生儿疼痛的认识和理解带给那些致力于照护最小患儿（新生儿）、对该领域感兴趣的人。

　　这本书是关于疼痛如何产生、如何影响新生儿的生理和发育，以及如何评估和治疗疼痛的各种信息的整合。这本书区别于其他可获得信息的地方是书中内容比较综合，并平衡了适当的药物性干预措施、非药物性措施以及综合措施。本书的目标是文字清晰、简洁，为整个卫生保健团队提供有价值的信息。新生儿疼痛管理是团队中每个人的责任，包括医生、开业护士、护士、药剂师、呼吸治疗师、语言/康复/物理治疗师和家庭成员，以确保满足新生儿的需求，支持我们最脆弱的患儿。

　　这本书还考虑了特殊情况，如早产、新生儿戒断综合征和临终关怀，以及照护可能经历疼痛的新生儿所需要的基本的和有用的信息。第9章和第10章提供了理解和管理新生儿疼痛的多学科方法的观点和信息。第9章提供了促进医疗保健团队内部关于新生儿疼痛管理沟通技巧的病例和个案。第12章关注在识别和治疗早产儿疼痛方面面临的独特挑战。最后，第14章提出了临终挑战和临终关怀的难题，提供了针对临终决策和疼痛管理的建议和想法，尽力为患儿提供安宁、有尊严的死亡。

我们很荣幸能够参与这本书的编写。

塔拉·马尔科

米歇尔·L.迪克森

专家审稿人介绍

米歇尔·博利乌（Michele Beaulieu），护理学博士，高级注册护士，是一名全职新生儿开业护士，同时也是一名作家、研究者和教育者。她获得了凯斯西储大学弗朗西斯·佩恩·博尔顿护理学院的护理博士（DNP）学位。除了她的全职新生儿实践外，她还担任《新生儿网络：新生儿护理杂志》中"实用药理学指南"的专栏编辑，各种投稿和书籍的同行评审，并且是几项研究的共同研究者。她的研究兴趣包括围产期安全、极低出生体重儿、新生儿戒断综合征和产房中高危新生儿的管理。她为本科和研究生建立了护理项目并教授临床和在线课程。她是Sigma Theta Tau（国际护理荣誉协会De lta Beta分会）的成员，积极参与一些新生儿和妇女健康的专业组织，其中包括佛罗里达州新生儿开业护士协会（FANNP）。

致　　谢

　　首先,我要感谢帮助完成这本书的敬业团队:米歇尔·L.迪克森,我的同事和朋友,她教会了我很多关于新生儿护理和疼痛管理的知识;米歇尔·博利乌博士,她在审查这本书时提供了她的专业知识;约翰·塔罗斯博士,感谢他精彩的话语、鼓励以及对特殊人群的贡献;伊丽莎白·尼金斯基关注到了这个问题的重要性,并邀请米歇尔和我一起创作这部作品,并提供了后勤服务工作;雷切尔·兰德斯,感谢她在整个过程中对我们的协助和指导;以及施普林格出版公司的整个制作团队,让这个梦想成为现实。

　　此外,我要感谢泽西市医疗中心的同事们,在我还是一名新护士时给了我指导,后来成为我的好朋友和同事。拉迪儿童医院的护士们都是新生儿护理专家,教会了我很多东西。我感谢三城医疗中心的护士,她们致力于专业的临床实践,尤其是在疼痛管理方面。我感谢新泽西城市大学和加州州立大学圣马科斯分校敬业而出色的教授们,他们是各自领域的专家。还有我的学生,他们让我保持专业领域内的专注,并与我分享他们美

1

好的热情。

对于我所关心的患儿和家人，能成为你们生活的一部分，并帮助你们度过这段艰难的时光是我的荣幸。

塔拉·马尔科

致　　谢

　　首先,我要感谢塔拉邀请我参与创作这本令人惊叹的书——我过去是,现在也很荣幸成为这一旅程的伙伴!非常非常感谢伊丽莎白·尼金斯基对两位护士的信任,相信她们能够做出如此必要的贡献,并为此提供资源;更加感谢雷切尔·兰德斯,她对无止境的问题有着无尽的耐心,并在这一令人惊叹的旅程中给予了支持;特别感谢米歇尔·博利乌博士的全面和建设性的反馈,有助于使这本书更贴切和更符合现在的情况。

　　我要感谢在整个过程中给予我支持、鼓励和肯定的同事们,永远感谢你们的支持和坚定的信念。

　　我要感谢我的家人,感谢他们无止境的支持,感谢他们的耐心、对我的冷漠和缺席时给予的包容,感谢他们在我写这本书的过程中从不打扰我——你们一直是我做得更好、做得更多的动力来源,没有你们我永远无法实现这些。

米歇尔·L.迪克森

目　　录

第一部分

新生儿疼痛

第一章
新生儿疼痛的历史与概述

新生儿疼痛的研究相对较新,并且仍在不断发展。在1980年之前,新生儿的疼痛是有争议的,并且经常被忽视。大家普遍认为新生儿不会感觉到疼痛的。Charles Darwin在他的著名作品《人与动物的情感表达》中写道,即使新生儿表现出疼痛反应,也只是反射性的,婴儿无法体验和表达真正的疼痛(Darwin,1872)。Darwin的信念,再加上Flechsig博士等科学家的研究,将婴儿的某些神经系统的髓鞘化缺失等同于该系统功能丧失(Cope,1998)。人们普遍认同这一想法,甚至在不使用止痛药或麻醉药的情况下手术,包括心脏外科手术(Cope,1998)。人们认为新生儿神经系统非常不成熟,以至于他们感觉不到疼痛,而且缺乏髓鞘化的神经系统意味着对疼痛的反应减少或感觉紊乱。现在我们都知道,不完全的髓鞘形成仅导致疼痛的传导减慢,而不是没有疼痛。然而,由于冲动传到新生儿大脑所需的距离较短,这一速度的下降被抵消了。髓鞘形成通常在孕中期到孕晚期完成。有一种观点认为，由于婴儿不会记住疼痛，因此没有必要减轻疼痛。另一种担忧是，使用药物和麻醉剂缓解疼痛时的风险超过了益处。如今，人们已经知道，疼痛对足月儿和早产儿有害，并且这些患儿的疼痛感觉比成人或大龄儿童更严重。这种认识始于1987年Anand和Hickey发表的具有里程碑意义的论文中，是针对新生儿人群疼痛的首批经过同行评审的试验之一。在这篇文章中，明确指出即使胎儿也能够感受到疼痛，并倡导临床医生像对待成人和大龄儿童一样以人道的方式对待新生儿人群的疼痛（Anand & Hickey，1987）。1987年，美国儿科学会（AAP）的胎儿和新生儿委员会，药物委员会，麻醉和外科委员会3个委员会达成一致意见，发表了关于新生儿疼痛控制的声明。该声明证实，现在已经具备了在外科手术中安全使用麻醉和镇痛的方法，同时这种治疗应该遵循高危患者指南（AAP，1987）进行，但实践仍需要时间来证明。1997年，一项关于新生儿重症监护病房（NICU）的研究发表了，研究发现239例患儿在1周内进行了2 134例次的侵入性操作，其中只有0.8%的患儿接受了镇痛措施（Johnson，Collinge & Henderson，1997）。然后，在2001年，AAP儿童与家庭健康心理社会学委员会与美国疼痛协会（APS）的婴儿，儿童和青少年疼痛特别工作组一起发布了一份关于儿童疼痛治疗行动呼吁声明。在此声明中，他们探讨了对所有类型的儿科疼痛（急性损伤、慢性疼痛、操作和手术等）疼痛管理的关键要求,以及一些阻碍患儿接受应有的疼痛管理的障碍(美国儿科学会,2001)。几年后,发表的一项研究表明,约有 1/3 的新生儿在疼痛操作时接受了镇痛措施(Simons et al.,2003)。

已经有 2 项研究探讨了婴儿是否可以在大脑皮质水平上处理有害刺激的问题。2 项研究均使用实时近红外光谱技术检测大脑皮质血流的变化,研究发现,有害刺激会激活新生儿的初级躯体感觉皮质(Bartocci,Bergqvist,Lagercrantz & Anand,2006;Slater et al.,2006),这甚至在早产儿中也会发生,其中最小的婴儿在胎龄 25 周时测试也得出同样的结果(Slater et al.,2006)。

目前更趋向于预防和治疗疼痛,而不是单纯治疗。由于压力会对发育中的新生儿产生不利影响,因此尽可能消除或减少压力已成为常规做法。在许多机构组织中已经实施有关疼痛管理的标准化策略和程序。

疼痛评估和管理是患者护理最重要组成部分之一。疼痛通常被称为"第五生命体征"(由联合委员会提出的说法),疼痛和心率、呼吸、血压以及体温一样,是反应患者当前状况的重要指标。

疼痛是一个复杂的话题,在新生儿人群中尤其难以概念化。成年患者通常依据其口头描述的疼痛程度以及其耐受程度进行处理,但新生儿却没有能力表述。导致对于这个脆弱的人群来说,其疼痛反应不能被识别,也不能有效缓解其疼痛,不幸的是,他们受疼痛的影响又是最大的。新生儿有时会通过生理信号来表现疼痛，但容易被所患的疾病或并发症所掩盖或混淆。因此，在所有临床实践中，都应将疼痛控制放在首位，如果发现或预期有任何疼痛迹象，则应采取缓解疼痛的措施。

疼痛定义

有很多方法描述疼痛。国际疼痛研究协会（IASP）将疼痛定义为"与现存或潜在的组织损伤相关的不愉快的感觉和情绪体验，或直接用这种损伤来描述"，源自Harold Merskey 1964 年的定义（1979，p. 250）。如果患者是成年人并且是一位优秀的历史学家，只需让他或她描述疼痛，疼痛的部位、性质、持续时间、加重和缓解的因素、之前是否有过损伤和任何其他相关症状（如肿胀、麻木、红斑等），这些会提供关于导致疼痛的原因以及如何缓解疼痛的线索。但是新生儿与成人或年龄较大的儿童不同，他们无法用语言表达这种感觉。新生儿也会给出非特异性的或者不一致的表现，这些表现可能会被其潜在的疾病掩盖（例如，早产儿呼吸暂停发作，这时候疼痛可能被忽略）。在治疗这一人群时，医务人员必须注意细小或复杂的表现。在某些情况下，医务人员应该根据他们正在执行的、已知的、会引起疼痛的侵入性操作进行疼痛的治疗。无法以传统方式表达疼痛时，绝不能否定其正在经历疼痛的事实。

解剖学和疼痛的通路

发育

对躯体刺激的反应在生命的早期就开始了。受孕后 7.5 周左右在胎儿的口周皮肤中开始对刺激具有反射性反应,随后向手掌发展,于 13～14 周时到达四肢。在受孕后 20 周左右外周疼痛感受器就已遍布全身(Stevens,1999)。到 21 周时,出现树枝状分支。在受孕后 22 周左右,脊髓到脑干的神经束以及与丘脑皮质纤维的连接已形成。但是直到 32 周,下行的抑制性纤维才完整,这些纤维有助于减弱疼痛反应和体验。因此,下行纤维中缺乏神经递质表明早产儿缺乏完整的神经调节机制,故新生儿比年龄较大的儿童和成人对疼痛更敏感(Anand et al.,2006)。

痛觉是最常见的疼痛感觉途径。痛觉感受器是遍布全身的感觉感受器,可被物理、化学或热刺激激活。首先,引入疼痛的感觉刺激包括实际的组织损伤、肌肉痉挛,甚至是预期的组织损伤这些。

大多数疼痛源自身体组织的损伤。一个刺激被引入,被痛觉感受器感知,然后通过脊髓发送到大脑进行整合。刺激首先通过脊髓中的微小传入神经纤维传递,A-delta 纤维和 C 纤维(Adriaensen,Gybels,Handwerker & Van Hees,1983)是最容易引起疼痛的主要传入纤维。这些纤维是一级神经元,它们启动感知疼痛的过程。A-delta

纤维主要存在于皮肤和肌肉中，而 C 纤维存在于肌肉、骨膜和内脏器官中。A-delta 纤维是有髓鞘的纤维，可产生快速的尖锐、刺痛的感觉，这种疼痛通常是局部的。相比之下，C 纤维没有髓鞘（或很少有髓鞘），传导温度、化学或强物理信号。由 C 纤维引起的疼痛是一种更弥漫性的钝痛或烧灼性疼痛。值得注意的是，还有其他纤维引起疼痛感，例如 A-α 和 A-β 纤维。A-α 和 A-β 纤维传递无痛的感觉，例如压力、柔软的触感和振动。这些非疼痛的感觉对疼痛的管理可能是有利的，也可能是有害的，因为要么会导致过度刺激，要么会引起疼痛信息的阻断。

接下来，刺激穿过脊髓到达背根神经节，通过背角到达丘脑，二级神经元开始参与。从背角到丘脑的通路称为脊髓丘脑束，它分为两条通路：外侧通路称为新脊髓丘脑（NST）束，内侧通路称为旧脊髓丘脑（PST）束。NST 束直接将疼痛传递到感觉皮层。在大脑其他部位的 PST 束突触，例如边缘系统和网状结构，是大脑中负责情绪和昼夜节律的区域。A-β 纤维在脊髓背角上的突触靠近 A-delta 和 C 纤维的突触。这种背角连接意味着来自触觉纤维的输入可以进入脊髓和突触，或与携带伤害性输入的细胞进行信息传递。这是按摩、轻触、针灸/穴位按摩和其他替代措施帮助疼痛管理的重要原因。

疼痛刺激可能受神经调节因子的影响。神经调节因子是抑制、激活甚至增强疼痛刺激的化学物质。有 2 种类型：神经递质和神经调节剂。神经递质，如肾上腺素、去甲肾上腺素、乙酰胆碱和多巴胺，都能减缓或加速突触后神经活动。神经调节剂是内源性阿片类药物，有助于缓解疼痛。它们由大的氨基酸肽组成，例如 α 内啡肽、β 内啡肽和脑啡肽，其作用类似于吗啡，但效力较强。内啡肽在垂体前叶和下丘脑中产生。它们是比脑啡肽更大的多肽并且有着更长的作用时间。脑啡肽在整个大脑和背角中更为分散。已经明确了几种类型的内啡肽和脑啡肽，每种都作用于中枢神经系统(CNS)中高度特异性的阿片受体。

一旦疼痛信号到达大脑，它就会在 3 个层面进行处理：丘脑、中脑和皮质。这些区域共同作用以感知和应对刺激。丘脑传递来自 NST 和 PST 束的感觉信息。中脑会提醒皮质注意传入的刺激。最后，由皮质来区分和感知刺激。这表明疼痛刺激必须通过大脑的许多区域，有时还包括行为和情绪中心。所有这一切都在几秒内发生(图 1.1)。

几乎所有的具有疼痛性的刺激都会造成某种程度的组织损伤(例如，足跟穿刺、静脉穿刺、置管、胶布去除困难)。这种损伤会导致化学物质的释放，例如去甲肾上腺素、缓激肽、组胺、前列腺素、嘌呤、细胞因子、5 - HT、白三烯、神经生长因子和神经肽，这些物质使受体敏感。这种敏感的发生是为了确保身体意识到疼痛的刺激，并可以采取行动停止刺激，开始修复。这些化学物质还会导致痛觉阈值降低、异常放电和钠(Na)通道的积累，尤其是在反复暴露于疼痛时(Devor，1994)。

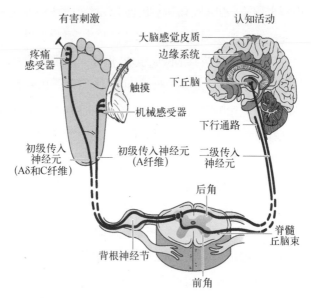

图 1.1　外周受到疼痛刺激→通过脊髓背角到达背根神经节→丘脑→通过脊髓丘脑束[旧脊髓丘脑(PST)和新脊髓丘脑(NST)]→ NST 到达感觉皮质→PST 到达边缘系统和网状结构。

疼痛的处理主要有 4 种方式：转换、传递、调节和感知(框 1.1)。

框 1.1　疼痛的过程
转换——有害刺激作用于疼痛感受器 传递——刺激从作用的部位发送到脊髓背角，然后到脑干，最后到达大脑的更高水平 调节——在感知的过程中，疼痛刺激可能被神经递质抑制或增强 感知——疼痛信号到达大脑中的最终目的地并被感知

疼痛的理论

大多数关于疼痛的信息都与成人的疼痛经历有关。一个著名的疼痛理论是 Melzack 和 Wall 在 1965 年提出了"门控理论"。该理论探讨了疼痛不仅仅是一种生理反应，其他变量例如行为和情绪反应，会影响对疼痛的感知。因为新生儿缺乏应对刺激的能力，所以这扇门更容易打开，让疼痛的信息传到大脑。关于这个理论的进一步描述是，门控过程发生在脊髓中，A-delta 和 C-纤维从外周发送疼痛冲动。这些冲动传递到脊髓的背角，特别是到达胶质区。胶质区的细胞要么阻止，要么允许疼痛信号传递到 T 细胞。当 T 细胞活动被抑制时，大门就会关闭，疼痛信号到达大脑的机会就会减少。当门打开时，疼痛信号直接传到大脑(Melzack & Wall，1965)。

类似的"门控"机制存在于从丘脑和大脑皮层下行的神经纤维中。这些是控制思想和情绪的大脑区域。当疼痛发生时，一个人的思想和情绪会改变对疼痛的感知。不幸的是，新生儿缺乏语言能力、生活经验以及对思想和情绪的控制来协助这个门控过程。给予新生儿舒适的措施，有助于减少躁动、促进睡眠、减少自我混乱感，从而减轻疼痛(AAP 和加拿大儿科协会，2006)。但是也有一些人反对门控理论，认为疼痛感知的路径更动态，不是线性的。

另一个对新生儿疼痛有重要影响的理论是"(Wind-up)上扬"理论。Wind-up 现象是指反复暴露于相同的有害刺激会导致过度反应，即使在有害刺激被撤回后，这种反应仍会继续（McMahon，Koltzenburg，Tracey & Turk，2013）。反复出现中度至重度疼痛时，N-甲基-d-天冬氨酸（NMDA）受体被激活，产生上扬效应，改变细胞内钙离子浓度并产生兴奋性氨基酸的突触积聚。对于特定刺激，疼痛强度、持续时间和表面分布变得比预期的要大（Coderre，Katz，Vaccarino & Melzack，1993）。

疼痛的类型（伤害性、神经性、躯体性、内脏性、急性、慢性）

描述疼痛的方法之一是从源头出发，疼痛可以源自多个不同的部位，并以多种不同的方式表现出来。伤害性疼痛由传入神经纤维感知（如图1.1）。这是指一种刺激，激活身体组织中的痛觉感受器，然后通过脊髓和大脑进行感知和作用。痛觉感受器之所以如此命名，是因为它们具有传递有害刺激的能力（Sherrington，1906）。它们感知到身体组织的所有潜在风险，包括热、机械和化学风险。神经性疼痛由不同的神经纤维感知。IASP将神经性疼痛定义为"由躯体感觉系统损伤或疾病引起的疼痛"（Merskey，Lindblom，Mumford，Nathan & Sunderland，1994）。这种疼痛基本上不是由疼痛刺激引起的，而是由导致疼痛的神经系统功能障碍或缺陷引起的。这在新生儿中很少见，但可能发生在分娩时创伤性脑损伤、脑膜炎或其他一些脑病。疼痛也可以描述为躯体或内脏的疼痛，躯体疼痛影响皮肤、骨骼、肌肉、血管和结缔组织。内脏痛会影响重要器官和体腔内壁。躯体疼痛比如静脉穿刺；内脏痛比如胸腔引流管或胃肠管的置入。

急性疼痛是预计持续时间不超过 6 个月的暂时性疼痛。最常见的是术后疼痛或急性损伤引起的疼痛。慢性疼痛是持续或预计会持续超过 6 个月的疼痛。慢性疼痛在新生儿是罕见的。慢性疼痛常见于无法治愈的神经退行性疾病或癌症引起的疼痛。在 APS 的最新声明中，他们指出了慢性疼痛在儿科人群中的重要性，并强调了改善患儿功能和生活质量的重要性。APS 还建议对所有患有慢性疼痛的儿童进行心理干预，例如放松技巧和家长参与。

对疼痛的生理、行为和生化反应

当成年人经历急性疼痛时，他们会表现出交感神经系统反应，可以观察到心率、血压、呼吸、焦虑、激素波动和炎症的增加。多项研究发现，新生儿和早产儿对疼痛表现出相似的生理反应（表 1.1）。

表 1.1　疼痛的影响

生　理　反　应
心率增快或波动
血压升高或波动
PO_2（氧分压）、SaO_2（氧饱和度）升高（早期）

生 理 反 应

PO_2、SaO_2 下降（长期刺激）

呼吸做功增加

呼吸暂停

高碳酸血症

V/Q 失调

颅内压升高

呕吐

腹泻，这可能会导致尿布疹

出汗

瞳孔散大

体重增加缓慢、体重减轻、生长发育停滞

肠梗阻

尿潴留

行 为 反 应

强烈或尖锐的哭声

难以安抚

需要持续安抚

皱眉、做鬼脸、眉头紧锁

闭眼或厌恶

紊乱或身体动作频繁

肌张力增加

活动减少，"萎靡"（长期刺激）

颤抖

高度警觉状态

不规律的睡眠模式

喂养困难或进食量增加并由此引起呕吐

化 学 反 应

血浆肾素活性升高

肾上腺素和去甲肾上腺素升高

皮质醇水平升高

续 表

化 学 反 应
血糖升高
乳酸升高
丙酮酸升高
释放生长激素、醛固酮和胰高血糖素
水钠潴留
蛋白质分解代谢
免疫功能降低
胰岛素减少
催乳素降低
血小板黏附增强/使机体处于高凝状态

长 期 反 应
住院时间增加
死亡率升高
对疼痛的敏感性增加

资料来源：Anand（1990）；Anand（1993）；Anand and Hickey（1987）；Burddeau and Kleiber（1991）；Gardner，Carter，Enzman-Hines，and Hernandez（2011）；and Hall and Anand（2005）.

组织损伤会导致一系列问题，导致痛觉过敏或对所有刺激做出的疼痛反应加剧，以及受损伤区域及其周围的伤害感受器的敏感化。大多数躯体和内脏损伤都会出现痛觉超敏和外周敏化。例如，在存在咽炎的情况下，仅吞咽就会疼痛（McMahon et al.，2013）。

有害刺激在疼痛感受纤维的作用下，不仅传递到中枢神经系统，而且还会传递到周围区域。它会释放神经肽，例如 P 物质、降钙素基因相关肽（CGRP）和神经激肽

A（NKA）。这些物质可以刺激表皮细胞和免疫细胞，或导致血管舒张、血浆外渗和平滑肌收缩，从而导致周围区域发炎、发红和张力增加（McMahon et al.，2013）。

早产儿特别容易受到疼痛的负面影响。在长时间暴露于疼痛刺激后，早产儿疼痛感受通路的压力和活动增加。在经历了反复的疼痛之后，早产儿在接触其他常规护理操作（例如，吸痰、更换体位和换尿布；Evans，Vogelpohl，Bourguignon & Morcott，1997）时也会表现出疼痛反应，进一步说明了"上扬（wind-up）效应"。新生儿或早产儿也开始在行为和疼痛刺激之间产生关联。例如，当乙醇棉片擦过他的脚后跟时，新生儿会引起疼痛反应，并可能会哭闹或挥舞四肢，等待着针刺的疼痛。如果暴露时间特别长或具有损伤性，可能会产生厌恶感。例如，早产儿可能会因为反复和长时间的气管插管后拒绝奶瓶或乳房喂养，即使给予适合发育的护理，真正的口腔厌恶感可能也需要数月甚至数年才能纠正，并且可能需要通过手术放置胃肠管，直到口腔厌恶感消退。

新生儿的上肢痛阈可能高于下肢，导致下肢疼痛的敏感性增加。下行抑制纤维从脊髓上脑干核发出，到30～32周到达脊髓颈段；在30周内它们还没有到达腰椎，这使得下肢疼痛的敏感性增加（Anand，2007）。从临床角度来看，在一些操作可以选择部位时，这是一个重要的考虑因素，例如需要采血时选择静脉采血还是足跟采血。

规范/专业指南

随着对所有患者疼痛的讨论和研究的增多,许多政府、监管机构和专业组织都对疼痛管理进行了关注,制定了规范和指南。例如,从 2001 年开始,加利福尼亚州就要求卫生保健专业人员在记录生命体征时记录疼痛评估结果。

根据美国新生儿护士协会(NANN；2008)指南:

1. 应在入职培训期间和在整个就业期间为所有护理婴儿的护士定期进行疼痛评估和管理方面的教育和能力认证[AAP/Canadian Paediatric Society (CPS),2000,2006；IASP,2005；Joint Commission on Accreditation of Healthcare Organizations (JCAHO),2001；NANN,2001]。

2. 在婴儿住院期间定期评估和重新评估疼痛[Agency for Health Care Policy and Research (AHCPR),1992；AAP/CPS,2000,2006；IASP,2005；JCAHO,2001；NANN,2001]。

3. 使用非药物和药物疗法来控制或预防疼痛[AHCPR,1992；AAP/CPS,2000,2006；Anand & International Evidence-Based Group for Neonatal Pain (IEBGNP),2001；IASP,2005；NANN,2001]。

4. 应该使用纳入医疗团队的所有成员和婴儿家庭的跨学科的多科协作的进行疼痛管理并制定疼痛管理计划。尽可能纳入医疗团队所有成员以及婴儿家庭的意见(AHCPR,1992；AAP,1999；IASP,2005；JCAHO,

2001；NANN，2001）。

5. 疼痛评估和管理实践应以某种方式进行记录，有助于定期重新评估和随访干预效果（IASP，2005；JCAHO，2001）。

6. 照顾婴儿的机构应制定支持和促进最佳疼痛评估和管理方法的政策和程序（AHCPR，1992；AAP/CPS，2000；JCAHO，2001）。

7. 照顾婴儿的机构应收集数据以监测其疼痛管理实践的适宜性和有效性（AHCPR，1992；IASP，2005；JCAHO，2001）。

AAP/APS 推荐了一种全面的儿科疼痛管理方法，例如增加对儿科疼痛及其管理的知识；非药物措施，例如减少刺激和鼓励家长参与；使用适当的疼痛评估工具和技术；有效使用止痛药；并增加了对儿童镇痛药的研究和评估（AAP/APS，2001）。

（顾赛霞）

参考文献

Adriaensen, H., Gybels, J., Handwerker, H. O., & Van Hees, J. (1983). Response properties of thin myelinated A-delta fibers in human skin nerves. *Journal of Neurophysiology*, 49, 111–122.

Allegaert, K., van den Anker, J. N., & Naulaers, G. (2007). Determinants of drug metabolism in early neonatal life. *Current Clinical Pharmacology*, 2(1), 23–29.

American Academy of Pediatrics. (1987). Neonatal anesthesia. *Pediatrics*, 80(3), 446.

American Academy of Pediatrics and Canadian Paediatric Society. (2006). Prevention and management of pain in the neonate. *Pediatrics, 118*, 2231.

American Academy of Pediatrics Committee on Drugs. (2002). Uses of drugs not described in the package insert (off-label uses). *Pediatrics, 110*, 181–183.

American Academy of Pediatrics, Committee on Fetus and Newborn, Committee on Drugs, Section on Anesthesiology, Section on Surgery, Canadian Paediatric Society, and Fetus and Newborn Committee. (2000). Prevention and management of pain and stress in the neonate. *Pediatrics, 105*(2), 454–461.

American Academy of Pediatrics, Committee on Psychosocial Aspects of Child and Family Health, & Task Force on Pain in Infants, Children, and Adolescents. (2001). The assessment and management of acute pain in infants, children, and adolescents. *Pediatrics, 108*(3), 793–797.

Anand, K. J. S. (1990). Neonatal stress responses to anesthesia and surgery. *Clinics in Perinatology, 17*, 207.

Anand, K. J. S. (1993). Relationship between stress responses and clinical outcomes in newborns, infants and children. *Critical Care Medicine, 21*(9), S358.

Anand, K. J. S. (2007). Pharmacological approaches to the management of pain in the neonatal intensive care unit. *Journal of Perinatology, 27*, S4–S11.

Anand, K. J. S., Aranda, J. V., Berde, C. B., Buckman, S., Capparelli, E. V., Carlo, W., … Walco, G. A. (2006). Summary proceedings from the neonatal pain-control group. *Pediatrics, 117*(3), S9–S22.

Anand, K. J. S., & Hickey, P. R. (1987). Pain and its effects in the human neonate and fetus. *New England Journal of Medicine, 317*, 1321–1329.

Bartocci, M., Bergqvist, L. L., Lagercrantz, H., & Anand, K. J. S. (2006). Pain activates cortical areas in the preterm newborn brain. *Pain, 122*, 109–117.

Burddeau, G., & Kleiber, C. (1991). Clinical indicators of infant irritability. *Neonatal Network, 9*, 23.

Choonara, I., & Conroy, S. (2002). Unlicensed and off-label drug use in children: Implications for safety. *Drug Safety, 25*, 1–5.

Coderre, T. J., Katz, J., Vaccarino, A. L., & Melzack, R. (1993). Contribution of central neuroplasticity to pathological pain: Review of clinical and experimental evidence. *Pain, 52*, 259–285.

Cope, D. K. (1998, September). Neonatal pain: The evolution of an idea. *American Association of Anesthesiologists Newsletter*. Retrieved from http://anestit.unipa.it/mirror/asa2/newsletters/1998/09_98/Neonatal_0998.html

Darwin, C. (1872). *The expression of the emotions in man and animals* (1st ed.). London, UK: John Murray.

Devor, M. (1994). The pathophysiology of damaged nerves. In P. D. Wall & R. Melzak (Eds.), *Textbook of pain* (3rd ed., pp. 79–100). New York, NY: Churchill Livingstone.

Devor, M. (1996). Pain mechanisms and pain syndromes. In J. Campbell (Ed.), *Pain 1996: An updated review*. Seattle, WA: IASP Press.

Evans, J. C., Vogelpohl, D. G., Bourguignon, C. M., & Morcott, C. S. (1997). Pain behaviors in LBW infants accompany some "non-painful" caregiving procedures. *Neonatal Network, 16*, 33.

Food and Drug Administration. (2001). *The pediatric exclusivity provision: January 2001 status report to Congress*. Rockville, MD: Author.

Gardner, S. L., Carter, B. S., Enzman-Hines, M., & Hernandez, J. A. (2011). *Merenstein & Gardner's handbook of neonatal intensive care* (7th ed.). St. Louis, MO: Mosby.

Hall, R., & Anand, K. J. S. (2005). Physiology of pain and stress in the newborn. *NeoReviews, 6*, 61.

Johnson, C. C., Collinge, J., & Henderson, S. (1997). A cross-sectional survey of pain and pharmacological analgesia in Canadian NICUs. *Clinical Journal of Pain, 13*, 308.

Le, J. (2014). *Drug absorption*. Retrieved from www.merckmanuals.com

McMahon, S. B., Koltzenburg, M., Tracey, I., & Turk, D. C. (2013). *Wall and Melzack's textbook of pain*. Philadelphia, PA: Elsevier Saunders.

Melzack, R., & Wall, P. D. (1965). Pain mechanisms: A new theory. *Science, 150*(3699), 971–979.

Merskey, H. (1979). *Pain, 6*, 250. Retrieved from the International Association for the Study of Pain, http://www.iasp-pain.org/Education/

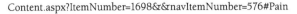

Content.aspx?ItemNumber=1698&&navItemNumber=576#Pain

Merskey, H., Lindblom, U., Mumford, J. M., Nathan, P. W., & Sunderland, S. (1994). Part III: Pain terms, a current list with definitions and notes on usage. In H. Merskey & N. Bogduk (Eds.), *Classification of chronic pain* (2nd ed., pp. 209–214). Seattle, WA: IASP Press.

Meyer, R., Campbell, J., & Raja, S. (1994). Peripheral neural mechanisms of nociception. In P. Wall & R. Melzack (Eds.), *Textbook of pain*. Edinburgh, UK: Churchill Livingstone.

Schecter, N., Berde, C., & Yaster, M. (2002). *Pain in infants, children and adolescents* (2nd ed.). Philadelphia, PA: Lippincott Williams & Wilkins.

Sherrington C. S. (1906). *The integrative action of the nervous system*. New Haven, CT: Yale University Press.

Simons, S., vanDijk, M., Anand, K. S., Roofthooft, D., van Lingen, R. A., & Tibboel, D. (2003). Do we still hurt newborn babies? A prospective study of procedural pain and analgesia in neonates. *Archives of Pediatrics and Adolescent Medicine, 157,* 1058.

Slater, R., Cantarella, A., Gallella, S., Worley, A., Boyd, S., Meek, J., & Fitzgerald, M. (2006). Cortical pain responses in human infants. *Journal of Neuroscience, 26,* 3662–3666.

Stevens, B. (1999). Pain in infants. In M. McCaffery & C. Pasero (Eds.), *Pain: Clinical manual* (2nd ed.). St. Louis, MO: Mosby.

第二章

新生儿疼痛评估方法

正确评估新生儿疼痛是做好新生儿疼痛管理的一个重要步骤。由于很多原因，准确评估新生儿疼痛具有很大的挑战性。最明显的是新生儿无法表达疼痛的确切位置和强度以及无法像成人患者能够提供其他语言描述，从而指导疼痛管理。胎龄和新生儿的成熟度也会抑制其表达疼痛的能力。由于疼痛的主观性，卫生保健工作者的技能水平对于识别和评估疼痛是有影响的。使用专门的新生儿疼痛评估工具相对主观观察来说方法更稳定。从足月新生儿到出生后 2 周对新生儿疼痛的生理反应进行回顾有助于更深入地了解新生儿疼痛。

足月健康的新生儿具备成熟的神经系统，新脊髓丘脑和旧脊髓丘脑束有髓鞘化的神经元通路，通路和感知系统的功能相对良好（Lowery，Hardman，Manning，Whit Hall & Anand，2007）。感知系统、小脑和锥体外束中的髓鞘形成足够成熟，可以进行不自主反射和运动，从而对疼痛刺激进行感知和反应。足月新生儿的神经系统对感官刺激包括疼痛有足够的能力感知和反应。足月新生儿发育最敏感、最成熟的部位是面部、手部和脚底。新生儿通过生理和行为表现来表达对疼痛的感知和反应。

健康足月新生儿的生理反应信号包括激素、代谢和心肺变化（Bouwmeester，van Dijk & Tibboel，n.d.）。影响皮质醇水平的激素变化因胎龄而异，在足月新生儿中波动最小（Grunau，2013）。皮质醇水平对于新生儿调节糖酵解和葡萄糖稳态很重要。即使在健康的足月新生儿中，无法识别和控制的疼痛带来的压力增加也会导致皮质醇水平异常（Heckmann，Wudy，Haack & Pohlandt，1999）。

疼痛管理不良导致的新生儿代谢变化包括更易发生分解代谢。蛋白质分解增加会降低伤口愈合的能力。营养吸收障碍会导致代谢功能障碍及葡萄糖的不稳定，这两者会增加因疼痛管理不良而导致的发病率及死亡率（Matthew & Matthew，2003）。

正在经历疼痛的新生儿的心肺变化主要有心动过缓、氧合减少、通气-灌注失调和耗氧量增加。这些变化都会对新生儿造成不利后果，从神经功能缺陷到器官功能障碍。

心动过缓会降低总循环血量，从而减少对重要器官和组织的灌注和氧气输送。胃肠灌注受到的影响最严重，影响消化和胃肠道蠕动。严重且长期心动过缓发作可导致肾灌注减少、酸碱平衡受损以及影响毒素和废物的清除。

氧合的降低以及通气-灌注不匹配导致细胞水平的氧的利用减少，影响氧传递到重要器官和组织。同样，对胃肠道的影响是最大的，可导致肠道缺血缺氧而引起胃肠道大面积梗死和坏死性小肠结肠炎。已知氧气供应减少会导致脑损伤和潜在的终身神经功能障碍（Ball & Bindler，2007；Kenner & Lott，2003）。

对疼痛的感知和反应增加了能量代谢的需求，增加了细胞对氧利用的需求。当因心动过缓而导致氧气供应减少时，维持较高能量代谢负荷的能力降低。随着氧气需求的增加，对代谢和生理稳定性造成负面影响。新生儿将以更快的速度进行无氧代谢，增加乳酸水平并增加与无氧代谢相关的风险（Ball & Bindler，2007）。

新生儿出生胎龄越小，其生理成熟度越低，进而影响新生儿处理疼痛刺激和反应的能力。随着新生儿胎龄每减少 2 周，新生儿维持生理稳定性的能力就会下降。胎龄 36 周至 38 周的新生儿接受疼痛刺激后，维持心肺功能的能力下降，导致维持氧合和灌注的能力也会下降。皮质醇水平变得越来越高，导致葡萄糖稳定性下降。分解代谢增加，导致蛋白质合成增加（Kenner & Lott，2003）。

新生儿疼痛的主观观察侧重于新生儿经历疼痛时表现出的行为。经历疼痛时表现出一系列的行为，同样受到孕周、神经系统的发育以及表达行为变化的能力的影响。新生儿在经历疼痛时表现出的关键行为暗示包括烦躁、姿势变化、表情痛苦、挤眼睛、舌头卷曲和嘴巴张开(Schellack，2011；Tietjen，2001)。随着胎龄的减少，新生儿表现出这些行为的能力会降低。

通过使用评估工具，以识别和量化的生理和行为观察作为疼痛值。每一个疼痛评估工具都使用特定的评估参数和条目确定特定的疼痛范围，以便于医务人员给予满足新生儿需求的最合适的干预措施降低新生儿的疼痛。每个工具都提供了全面、完整的范围来评估疼痛。医护人员必须了解新生儿人群的个性特点，以便于选择最合适的评估工具。

CRIES 评估量表

CRIES (crying requires increasing oxygen administration, increased vital signs，expression，sleeplessness)评估量表是由密苏里州哥伦比亚市新生儿临床护理专家研制用于评估和测量新生儿术后疼痛的工具，包括哭声、氧气的需求增加、生命体征、表情、失眠等方面。该工具适用于术后重症监护病房和儿科病房中 6 个月或更小的患儿。明确 CRIES 每个字母代表的每个方面，根据评估标准赋予相应的分值。

使用该量表首先对哭声进行评估。哭泣是婴儿的正常活动，但是音调尖锐的哭泣是婴儿疼痛的典型表现。该工具要求评估者评估哭声并根据哭声的特点进行评分。哭泣评估分为 4 种状态：没有哭泣、哭泣但不是高音调尖锐的哭泣、高音调尖锐的哭泣但是可以安抚以及无法安抚的哭泣。评估为没有哭泣和不是高音调尖锐哭泣得 0 分，评估为高音调尖锐的哭泣但是可以安抚的得 1 分，评估为不能安抚的哭泣得 2 分（Krechel & Bindler，1995）。

脉搏血氧饱和度的改变与许多因素有关，如低氧血症、镇静过度、肺功能障碍等。评估者首先需要排除氧合变化的其他原因，然后评估与疼痛相关的变化。当患儿经历疼痛时，氧耗会增加，这会导致患儿出现氧合下降。根据对氧气需求的 3 个等级相应赋分。氧合没有变化且不需要给氧时为 0 分；当需要吸入氧浓度≤30％可以维持血氧饱和度＞95％时评为 1 分；当需要吸入氧浓度＞30％才能维持血氧饱和度＞95％时评为 2 分（Krechel & Bindler，1995）。

术前先评估患儿的生命体征的基线值，当分值增加表明患儿疼痛增加。当评估患儿的心率及平均血压＜或等于基线数值时得 0 分；当评估患儿的心率及平均血压比基线数值增加＜或等于 20％时得 1 分；当评估患儿的心率及平均血压比基线数值增加＞20％时得 2 分；为了计算评估百分比，将基线心率乘以 0.2，然后再加到总基线值。

通过表情评估新生儿可能出现的行为变化。没有表情，或放松、平静的表情评估为 0 分；痛苦面容评估为 1 分；痛苦面容伴呻吟声评估为 2 分；痛苦面容的表现是眉头低垂、眼睛紧闭、鼻唇沟加深、嘴巴张开。

确定是否有失眠是 CRIES 评估工具最后一项评估的条目。没有失眠的患儿评估得 0 分;频繁醒来、没有连续睡眠的患儿评估得 1 分;经常处于觉醒状态、没有任何睡眠时间的患儿评估得 2 分。

该评估工具的所有条目经过评估后所得分值为 0～10 分。患儿的评估分数越高,表示患儿疼痛的严重度越高。根据评估分数,医护团队与家庭共同参与讨论合适的干预措施(Krechel & Bindler,1995)。在采用 CRIES 工具以确保一致性和合理性的评估前,必须具备基于评分的标准化干预方法(Krechel,1995)。

表 2.1　CRIES 疼痛评估量表

	日期/时间			
哭泣——疼痛的典型哭泣是尖锐高声调的 0 分——没有哭泣或者不是高音调尖锐的哭泣 1 分——高音调尖锐哭泣但是可以安抚 2 分——不能安抚的高音调尖锐哭泣				
由于 SPO_2<95% 需要吸氧——经历疼痛的患儿氧合下降。排除其他原因导致的低氧血症,如镇静过度、肺不张、气胸等 0 分——不需要给氧 1 分——需要吸入氧浓度≤30% 2 分——需要吸入氧浓度>30%				

	日期/时间			
生命体征的增加(血压和心率)——血压应放在最后测量,由于测量血压可能吵醒患儿使其他评估不能正常进行 0分——心率或血压没有变化或<基线值 1分——心率或血压比基线值增加<或等于20% 2分——心率或血压比基线值增加>20%				
表情——与疼痛相关的面部表情为痛苦面容,痛苦面容的表现是眉头低垂、眼睛紧闭、鼻唇沟加深、嘴巴张开 0分——没有表情 1分——痛苦面容 2分——痛苦面容伴呻吟声				
失眠——根据评分前1小时患儿的状态进行评估 0分——患儿有连续的睡眠 1分——患儿频繁醒来 2分——患儿持续清醒				
总分:				

BP,血压；HR,心率；SaO$_2$,血氧饱和度。
From Krechel and Bildner (1995),经转载许可。

新生儿疼痛评估量表

新生儿疼痛量表(The Neonatal Infant Pain Scale, NIPS),如表2.2所示,是测量足月儿及早产儿疼痛的行为评估工具。八项指标评估了婴儿疼痛的行为,包括面部表情、哭泣、呼吸模式、手臂、腿部及觉醒状态。每个指标有若干评估标准和分值。从面部表情开始,放松、表情平静评估为 0 分,或痛苦面容评估为 1 分。痛苦的面部表情表现为面部肌肉紧张、眉毛紧蹙、下巴皱紧。

哭泣分为 3 种不同的状态。不哭,意味着婴儿安静、平静,得 0 分;呜咽、轻微的呻吟、间歇性不适的声音得 1 分;剧烈的哭声伴随着响亮、尖锐、持续的尖叫得 2 分。插管的患儿哭是没有声音的,结合面部表情和行为进行视觉评估。

呼吸模式被评估为放松的呼吸、正常呼吸,或呼吸有变化。呼吸运动和模式均正常的婴儿得 0 分。呼吸不规则的婴儿,如呼吸急促、呼吸缓慢、呻吟或呼吸暂停,得 1 分。

对手臂和腿部的评估提供了 2 个方面的评估和分值。手臂和腿部放松、运动平稳、没有肌肉僵硬,各得 0 分。手臂或腿部伸展或弯曲僵硬的婴儿,任何上肢和下肢伸展均得 1 分。

根据评估结果,对觉醒状态的评估给予婴儿 0 分或 1 分。一个安静睡觉的婴儿,或者是醒着的、警觉的但安静的婴儿,或者是在安静地观察环境的婴儿均得到 0 分。婴儿在清醒时,总是大惊小怪、不安、烦躁,无法安静地观察环境均得到 1 分。

基于分值的考虑,评估心率和血氧饱和度需要与基线生命体征进行比较。心率变化保持在婴儿基础心率

10%以内的得 0 分；不需要给氧来维持婴儿的氧饱和度的为 0 分；心率下降在基线生命体征的 11%～20% 为 1 分；为了维持氧饱和度在基线水平，需要额外给氧的为 1 分；心率变化超过婴儿基线心率 20% 的为 2 分，如表 2.2 所示。

当八个条目的评估完成后，将计算总分来表示该婴儿的疼痛程度。总分超过 3 分的婴儿存在疼痛。医护团队需要根据每个婴儿的疼痛评估分数制定一个全面的治疗方案并达成共识。使用 NIPS 评估工具时需要考虑的一点是，并非每个新生儿都能通过评估工具获得准确的评估。患有严重脓毒症和(或)正在接受麻醉剂治疗的婴儿，临床医生可能无法发现这些疼痛相关的表现。如果想获得最终疼痛评分，是需要考虑影响疼痛评分的因素(Alcock，1993；Gallo，2003)。

表 2.2　新生儿疼痛量表(Neonatal Infant Pain Scale, NIPS)

NIPS	0 分	1 分	2 分
面部表情	放松	痛苦	—
哭	不哭	轻声哭	大哭
呼吸	放松	在基线值的基础上有改变	—
上肢	放松	屈曲/伸展	—
下肢	放松	屈曲/伸展	—
警觉	平静/睡眠	不舒适	—

注意：分值≥ 4 考虑疼痛，最大分值 7 分。
From Lawrence et al. (1993). Copyright 1993 by Springer Publishing Company. Reprinted with permission.

新生儿疼痛、烦躁、镇静量表(N‑PASS)

新生儿疼痛、烦躁和镇静评分(N‑PASS)是用于评估足月儿和早产儿正在经历的长期术后疼痛和(或)机械通气引起的疼痛。这个工具使用了5种具有相对效度的生理和行为暗示(Hummel,Puchalski,Creech & Weiss,2008)。工具使用顺序系统进行评分,其分值范围为−2~＋2。N‑PASS 也将镇静作为一个评估条目,见表2.3。从哭闹和烦躁开始评估,首先基于所给的镇静药物考虑患儿的镇静状态,婴儿在疼痛刺激下是否没有哭声,如果没有哭声,评估为−2分。给予镇静剂的婴儿在疼痛刺激下发出的最小的呻吟或哭泣评估为−1分;婴儿表现出与胎龄相符的行为状态如适当的哭泣和不烦躁评估为 0分;易烦躁或间歇性哭闹但可以安抚的婴儿评估为 1分;婴儿持续尖锐哭闹或是被插管而出现无声的连续哭泣和不能安抚的哭泣评估为 2分。

表2.3 显示行为状态的评估从考虑镇静状态开始,对任何刺激没有觉醒,也没有持续自主运动的婴儿评估得−2分。对刺激表现出很小的觉醒,有很少的自主运动评估得−1分。行为状态与胎龄相符的婴儿评估得 0分。在睡眠周期之间焦躁不安的、扭动的、经常醒来的婴儿评估得 1分。弓形、踢腿、持续清醒、无睡眠周期或无镇静状态的婴儿评估得 2分(Hummel et al.,2008)。

面部表情的评估从考虑镇静状态开始,当婴儿嘴巴松弛、没有表情时评估得－2分;对刺激表现出最少的面部表情时评估得－1分;没有使用镇静剂、没有疼痛的婴儿,身体放松且行为状态适于胎龄的婴儿评估得0分;在评估婴儿时,发现任何疼痛表情或间歇性的疼痛表情,评估得1分;婴儿通过面部表情表达持续疼痛评估得2分。

使用N-PASS评估婴儿的反射和肌张力以及姿势行为。使用镇静剂且没有抓握反射、肌张力松弛的婴儿评估得－2分。如果婴儿使用了镇静剂,并且表现出肌张力下降抓握无力,则评估得－1分;没有使用镇静剂,四肢放松,肌张力正常的婴儿评估得0分;间歇性握紧拳头、脚趾紧绷或手指张开但身体不紧张的婴儿评估得1分;持续握紧拳头或脚趾紧绷、手指张开同时身体紧绷的婴儿评估得2分,如表2.3所示。

表2.3　N-PASS疼痛评分

评估项目	镇　静		镇静/疼痛	疼痛/烦躁	
	－2	－1	0/0	1	2
哭烦躁	对疼痛刺激没有哭	对疼痛刺激小声哭或呻吟	没有镇静/没有疼痛表现	烦躁或间断哭,可安抚	大声尖叫、连续哭,不能安抚
行为状态	对任何刺激无觉醒没有自主运动	对刺激有觉醒较少的自主运动	没有镇静/没有疼痛表现	不安、扭动、经常醒来	弓形、踢腿经常醒来或很少醒来/不动(非镇静)
面部表情	没有表情嘴巴松弛	对刺激表现出最少的面部表情	没有镇静/没有疼痛表现	间歇性的疼痛表情	持续疼痛的面部表情

续 表

| 评估项目 | 镇 静 | | 镇静/疼痛 | 疼痛/烦躁 | |
	−2	−1	0/0	1	2
四肢肌张力	无抓握反射，肌张力松弛	抓握反射弱，肌张力低下	没有镇静/没有疼痛表现	间歇性握紧拳头、脚趾紧绷或手指张开但身体不紧张	持续握紧拳头或脚趾紧绷、手指张开同时身体紧张
生命体征：心率、呼吸、血压、氧饱和度	刺激时,没有变化,通气不足或呼吸暂停	刺激时,变化小于基线值的10%	没有镇静/没有疼痛表现	刺激时,大于基线值的10%～20%,SaO₂ 76%～85% 并快速上升	刺激时,变化大于基线值的20%,SaO₂≤75% 并缓慢上升（非同步）

BP,血压；HR,心率,RR,呼吸频率；

SaO₂,血氧饱和度。

胎龄或纠正胎龄<30 周的早产儿疼痛评估＋1 分。

镇静评估

1. 除了疼痛之外,对每个行为和生理标准进行评分,以评估婴儿对刺激的反应。

2. 不需要每次疼痛评估时都做镇静评估。

3. 每种行为和生理标准的镇静评分为 0～−2 分,总分为 0～−10 分;如果婴儿没有镇静迹象,没有反应低下,则得分为 0 分。

4. 所需的镇静水平因情况而异：深度镇静目标得分−10～−5 分;轻度镇静目标得分−5～−2 分;除非是

婴儿正在接受呼吸机支持,否则不建议使用深度镇静,因可能增加通气不足和呼吸暂停的风险。

5. 未使用阿片类药物/镇静剂的评估得分为负分表示:

(1) 早产儿对长期或持续疼痛/刺激的反应。

(2) 神经性抑制、败血症或其他病理学。

疼痛/烦躁评估

1. 疼痛是第五大生命体征,因此疼痛评估应该包括在每个生命体征评估中。

2. 疼痛评分对从每种行为和生理标准计分为 0～2 分,然后计算总分;根据胎龄将分数添加到早产儿的疼痛评分中,以弥补行为表达疼痛的能力不足。

3. 疼痛总分记录为正数(0～+11 分)。

4. 如果得分＞3,建议进行治疗/干预:在得分达到 3 分之前,对已知疼痛/刺激进行干预。

5. 疼痛治疗/干预的目标是得分≤3 分。

6. 频繁评估疼痛的适应证:

(1) 可能引起疼痛的置管,特别是在移动时(如胸腔引流管),至少 2～4 小时评估一次。

(2) 使用止痛药和(或)镇静剂,至少 2～4 小时评估一次。

(3) 给予止痛药后 30～60 分钟评估药效。

(4) 术后 24～48 小时内至少每 2 小时评估一次,然后每 4 小时一次直到停药。

瘫痪/神经肌肉阻滞

1. 从行为上评估瘫痪婴儿的疼痛是不可能的。

2. 在休息或刺激时,心率和血压的增加可能是需要更多镇痛的唯一指标。

3. 镇痛药应连续滴注或 24 小时给药。

4. 如果婴儿是术后、有胸导管或其他引起疼痛的病理性疾病(如 NEC),可能需要高剂量、更频繁的给药。

5. 阿片类药物剂量应每 3~5 天增加 10%,因为会出现耐药性。

评分标准

哭闹/易怒

−2 分:对疼痛刺激无反应。

针刺时无哭声、对气管插管或鼻腔吸痰无反应、对护理无反应。

−1 分:轻微的呻吟、叹息或哭泣(可听见或无声),主要与疼痛刺激有关,例如针刺、气管插管或鼻腔吸痰、护理。

0 分:无镇静迹象或无疼痛/焦虑不安迹象。

+1 分:婴儿有时易怒/哭闹,但能安抚;如果插管时有间歇性无声哭泣。

+2 分:以下任何一项:哭声尖锐、不可安抚、如果插管有持续无声哭泣。

四肢肌张力

−2 分:以下任何一项:不能引出掌部或足底的抓

握、肌张力松弛。

−1分：以下任何一项：能引出微弱掌部或足底的抓握反射、肌张力低下。

0分：无镇静迹象或无疼痛/焦虑不安迹象。

+1分：间歇性(＜30秒)观察到握紧拳头、脚趾紧绷或手指张开但身体不紧张。

+2分：以下任何一项：经常性(≥30秒)观察到握紧拳头或脚趾紧绷、手指张开同时身体紧张或僵硬。

行为/状态

−2分：不会引起或对任何刺激产生反应、眼睛一直闭着或睁开、无自主运动。

−1分：对任何刺激轻微的自主运动、短暂睁眼、对吸痰有反应、对疼痛有退缩。

0分：无镇静迹象或无疼痛/焦虑不安迹象。

+1分：以下任何一项：不安、扭动、很少或者没有刺激的时候也很容易/频繁地醒来。

+2分：以下任何一项：踢腿、弓形、经常醒着、刺激时无运动或轻微觉醒(不镇静,不符合胎龄或临床情况)。

生命体征：心率、血压、呼吸、氧饱和度

−2分：以下任何一项：受刺激时生命体征无变化、换气不足、呼吸暂停、机械通气患儿无自主呼吸。

−1分：刺激时生命体征的变化不大,低于基线的10％。

0分：无镇静迹象或无疼痛/激惹迹象。

+1分：以下任何一项：HR、RR 和（或）BP 高于基线 10%～20%、护理/刺激时血氧中度下降（SaO_2 76%～85%）并快速回升（2分钟内）。

+2分：以下任何一项：HR、RR 和（或）BP 高于基线 20%、护理/刺激时血氧重度下降严重（SaO_2 ＜75%）并恢复缓慢（大于 2 分钟）、机械通气呼吸不同步/人机对抗。

面部表情

－2分：以下任何一项，口腔松弛、流口水、休息或受到刺激时没有面部表情。

－1分：对刺激有细微的面部表情。

0分：无镇静迹象或无疼痛/激惹迹象。

+1分：间歇性观察到疼痛的面部表情。

+2分：任何痛苦的表情都是持续的。

当用 N-PASS 评估生命体征时，评估心率、呼吸、血压和脉搏血氧饱和度是必要的。用镇静剂的婴儿，在任何刺激下生命体征没有变化、没有通气不足或经历呼吸暂停发作将获得－2分。接受镇静的婴儿在任何刺激下，生命体征的变化低于基线 10% 可获得－1分。适于胎龄的婴儿的生命体征保持在基线范围内得 0分。在刺激下，婴儿生命体征比基线值增加 10%～20%、脉搏血氧饱和度为 76%～85%，并能很快恢复的得 1分。婴儿脉搏血氧饱和度读数等于或小于 75% 的情况下，生命体征比基线增加超过 20%，并且恢复缓慢，或人机不同步

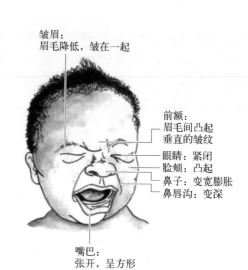

皱眉:
眉毛降低，皱在一起

前额:
眉毛间凸起
垂直的皱纹

眼睛:紧闭
脸颊:凸起
鼻子:变宽膨胀
鼻唇沟:变深

嘴巴:
张开，呈方形

婴儿躯体有疼痛时的面部表情

(经许可,转载自 Wong DL,Hess CS：Wong and Whaley's 儿科临床护理手册,第 5 版,2000,Mosby,圣路易斯)

得 2 分(Hummel et al.，2003)。

当所有方面的评估标准都完成时,可以计算一个数值。为了确保使用 N - PASS 能够捕捉到早产儿的疼痛,评估者可以通过早产儿对疼痛表现出的低生理和行为能力,在最终分数上补充添加分数。胎龄小于 28 周的早产儿根据评估得分再加 3 分;胎龄在 28~31 周的早产儿加 2 分;胎龄在 32~35 周的婴儿加 1 分,总分记录为 0~10 分。当得分超过 3 分,婴儿被认为正在经历疼痛,应该给予干预措施减轻疼痛。我们的目标是将所有患儿的疼痛总分保持在 3 分以下。疼痛评估得分>3 分的干预和管理需要适用于所有患儿的协作性的、全面的干预计划(Hummel et al.，2003)。

早产儿疼痛评估量表

早产儿疼痛评估量表(The Premature Infant Pain Profile，PIPP)是一种用于测量新生儿尤其是早产儿疼痛行为表现的疼痛评估工具。如表 2.4 所示。这个量表评估分为 7 个方面，根据评估结果累计得分。该量表评估孕周、疼痛刺激前的行为状态、疼痛刺激时的生理和行为变化。在疼痛刺激前，需要先评估新生儿的生命体征和行为状态基线，以准确评估对疼痛的反应。评估孕周时，≥36 周的评分为 0，孕 32 至 35 周＋6 天的评分为 1 分，孕 28 周至 31 周＋6 天的评分为 2 分(Walden & Gibbins，2008)。

对于行为状态，活动或者清醒状态、眼睛睁开有面部活动的新生儿得 0 分，安静清醒状态，眼睛睁开但没有面部活动的新生儿得 1 分，活动或睡眠状态，眼睛闭合有面部活动的新生儿得 2 分。安静或睡眠状态，眼睛闭合并在 15 秒的评估时间内没有面部活动的新生儿得 3 分(Walden & Gibbins，2008)。

心率评估时，疼痛刺激前以及疼痛期间 15 秒的心率与临床医生记录的基础心率进行比较。心率比基线增加 0～4 次得 0 分。心率比基线增加 5～14 次，得 1 分。心率比基线增加 15～24 次可获得 2 分；比基线增加等于或＞25 次可获得 3 分；血氧饱和度评估时，将 15 秒基线评估结果与疼痛刺激期间的血氧饱和度进行比较。SPO_2增加范围在$0\sim2.4\%$得0分;增加范围$2.5\%\sim4.95\%$得1分;增加范围$5\%\sim7.4\%$得2分;增加范围超过7.5%得3分。

眉毛隆起方面,评估患儿的皱眉程度,并且根据新生儿保持此面部表情的时间百分比进行评估。挤眼睛指的是新生儿故意闭上眼睛。鼻唇沟是新生儿脸部皱起或皱眉的表情,同时也试图让眼睛紧闭。所有这3个评估标准都是通过目测进行评估,需要遵循相同的时间段考虑来进行准确的评估。评估这些行为的时间长度是在疼痛刺激后的30秒,通过计算婴儿表现这些行为的时间来确定一个分值。婴儿从来没有表现出皱眉、挤眼或鼻唇沟加深这些行为等于或$<9\%$的时间,每一种行为都为0;$10\%\sim39\%$时间或偶尔表现出皱眉、挤眼或鼻唇沟加深这些行为的每项分别得1分;$40\%\sim69\%$或时常表现出这些行为的婴儿每项分别得2分;$\geqslant70\%$的时间表现出这些行为的婴儿每项得3分。如表2.4所示。(Walden & Gibbins,2008)

无皱眉、挤眼、鼻唇沟加深是指出现时间少于观察时间的$0\sim9\%$;偶尔有:$10\%\sim39\%$的时间有;时常有:$40\%\sim69\%$的时间有;频繁有:70%或更长时间有。在这个量表中,得分为$0\sim21$分。得分$\leqslant6$分表示没有疼痛或轻微疼痛;得分>12分表示存在中度到重度疼痛。

表 2.4　早产儿疼痛评估表(PIPP)

指　标	0	1	2	3
孕周	≥36 周	32～35 周＋6 天	28～31 周＋6 天	＜28 周
观察新生儿 15 秒				
行为状态	活动/清醒：眼睛睁开、出现面部活动	安静/清醒：眼睛睁开、没有面部活动	活动/睡眠：眼睛闭合、出现面部活动	安静/睡眠：眼睛闭合、没有面部活动
记录心率和血氧饱和度				
心率最大值	增加 0～4 次/分	增加 5～14 次/分	增加 15～24 次/分	增 加 ≥ 25 次/分
血氧饱和度最低值	下降 0～2.4％	下降 2.5％～4.9％	下降 5％～7.4％	下降≥7.5％
观察新生儿 30 秒				
皱眉	无	偶尔有	时常有	频繁有
挤眼睛	无	偶尔有	时常有	频繁有
鼻唇沟加深	无	偶尔有	时常有	频繁有

BPM,次/分；GA,孕周；HR,心率；NB,新生儿。

经许可转载自 From Stevens, Johnston, Petryshen, and Taddio (1996)。

面部、腿部、活动、哭泣和可安慰度量表(FLACC量表)

如表 2.5 所示,FLACC(The Face, Legs, Activity, Cry, and Consolability, FLACC)量表是一个用于评估幼儿术后疼痛的一种行为疼痛评估工具。该工具包含 FLACC 描述的 5 个条目。每个条目都有 3 种得分可能性,为 0～2 分。评估需要在患儿清醒时,暴露腿部和身体,评估时间需要 1 到 5 分钟或更长时间。必要时,可以在患儿稳定下来后重新安置体位并观察,同时评估全身的紧张度和肌张力。应用 FLACC 时,应对睡眠中的新生儿观察 5 分钟或更长时间。评估的时候,患儿的腿、身体应该暴露,必要时,触摸患儿以观察其紧张程度和肌张力。在确定评分时,需要观察每个条目并根据行为决定分数。

表 2.5 FLACC 疼痛评估表

评估项目	得分		
	0	1	2
面部	表情自然或微笑;冷漠	偶尔痛苦面容或皱眉、沉默	经常甚至持续皱眉、咬紧牙关、下颌颤抖
腿部	自然体位、放松	不安、不停地动紧张	踢腿或腿部蜷曲
活动	静卧、体位自然,活动自如	扭动,动来动去紧张	弓形,僵硬或痉挛
哭泣	不哭(清醒或睡眠)	呻吟或呜咽偶尔不满	连续哭吵,尖叫或抽泣,经常不满
可安抚度	满意,放松	偶尔的抚摸、拥抱或交谈可分散注意	很难被安慰

5 个类别中的每一个类别(F)面部;(L)腿;(A)活动;(C)哭泣;(C)可安慰度得分为 0～2 分,总分为 0～10 分。

在评估面部时,如果患儿没有表情,清醒时有眼神交流，并对周围环境表现出兴趣，则给 0 分。如果患儿在清醒或睡着时偶尔痛苦面容或皱眉，醒着但是表情冷漠、对什么都不感兴趣、担忧的表情、眉毛下垂，眼睛半闭，脸颊抬起，噘嘴，则给 1 分。患儿在睡眠或醒来时表现出前额的深皱纹、咬紧牙关、嘴唇颤抖、嘴巴张开，鼻唇沟加深则得 2 分(Jacques，2015)。

评估腿部主要是评估运动。如果腿部处于正常休息体位，放松状态，肌张力正常，得 0 分；如果在清醒或睡眠状态下腿部不舒适、不安或紧张，肌张力增高或僵硬或注意到有间歇性的屈曲或伸展，则得分为 1。如果患儿表现出高肌张力，双腿拉紧或过度屈伸，颤抖，以及踢腿或伸腿，则得 2 分。

活动评估从状态评估开始。如果患儿安静地躺着，正常体位、活动轻松自如没有限制，则得 0 分；如果患儿来回扭动、紧张，在活动前表现出迟疑、警觉、躯干紧张或当一个身体部位受到压力时患儿表现迟钝得 1 分；如果患儿身体弓形，肌肉僵硬、体位固定、头部左右移动或摩擦身体特定部位，得 2 分 (Jacques，2015)。

当评估患儿的哭声时，无论是醒着的还是睡着时，满足、放松、没有哭泣或呻吟的患儿得 0 分。呻吟或呜咽、偶尔啜泣或经常叹息且用符合年纪的话语表达出来的患儿得 2 分。如果患儿不停哭泣，尖叫或抽泣，经常不满或咕哝，得 3 分。

最后，评估可安慰性，照顾者判断婴儿是否满足和放松,是否平静,不需要任何安慰,则得 0 分;如果患儿能在 30 秒到 1 分钟内通过偶尔的抚摸、拥抱或轻声安慰分散注意力,则得 1 分。如果患儿需要持续的关注且难以被安慰,则得 2 分。

理想状态下,患儿的自我感受和观察到的行为相结合是必要的。如果自我感受不能获得,在采取干预措施之前有必要在疼痛原因的背景下仔细考虑评估结果。对所有类别进行评估,并得到 0～10 的结果后就可以确定疼痛的程度。0 分是放松和舒适,没有明显的疼痛,也不需要干预。1～3 分表示轻度不适,需要重新摆放体位并分散注意力;4～6 分表示中度疼痛,需要一些分散注意力、安慰、改变体位或药物干预;7～10 分表示严重的不适或疼痛,需要药物干预。

镇静程度

儿科患者的镇静水平在识别疼痛和提供适当的缓解措施方面提出了特殊问题。美国儿科学会制定了明确镇静水平的标准,用于监测儿童的生命体征,并确定镇静儿童所需的观察和护理。2006 年,医疗保健组织认证联合委员会、美国麻醉学家协会和美国儿科学会更新了儿科患者镇静的术语和类别,以确保所有协会都使用相同的综合标准。镇静改变了在儿童患者中正确评估疼痛的能力,为了提供适当的干预,标准化的定义是必要的。儿童的年龄和发育阶段使正确评估疼痛的能力更加复杂。因此，了解镇静程度对于正确评估疼痛是非常必要的。需使用以下标准来定义轻度、中度和深度镇静。

轻度镇静被认为是焦虑或者是减少焦虑的状态。婴儿对刺激的反应是适当的，这意味着在轻度镇静期间，对刺激的疼痛反应是适当的，意味着对疼痛的反射、自我防御和对刺激的反应与发育相符。在维持有效通气方面，没有呼吸或循环支持的情况下仍然能维持自主有效的通气能力。轻度镇静的婴儿需要注册护士或医生观察和间歇性评估以确保持续的自主呼吸和适当的刺激反应。

中度镇静是以前所说的清醒镇静。婴儿仍然是"有意识的"，即对光刺激仍有反应，有独立维持气道开放的能力，并有足够的自主通气。循环支持在有意识镇静中不是必要的。对于中度镇静的患儿，必须进行生命体征监测。需要进行持续的血氧饱和度、心率、呼吸的监测，也要间断测量血压。在清醒镇静的过程中，注册护士或医生需要对患儿进行一对一的监护，在获得其他支持的情况下，医护人员应随时观察婴儿在镇静状态下的稳定性是否有变化（Sheta，2010）。

根据美国儿科学会的描述，深度镇静是一种深度睡眠状态，在这种状态下，婴儿仍然可以对痛苦的刺激表现出相应的反应。在深度镇静期间，婴儿需要支持或干预来维持气道开放，没有自主通气能力，同时需要循环支持。需要对婴儿进行持续的脉搏血氧饱和度、心率和血压监测。深度镇静的婴儿需要有资质的专业人员进行一对一监测，以便立即进行干预（Sheta，2010）。表 2.6 详细说明了 3 个镇静程度并分别加以描述，便于参考。

表 2.6　镇静程度

描　述	轻度镇静	中度镇静	深度镇静
疼痛反射	对触觉、深度刺激有反应	对触觉、深度刺激有反应	对触觉、深度刺激有反应
心血管系统	自主，不需要支持	自主，不需要支持	自主，可能不需要支持
呼吸系统	自主呼吸	自主呼吸	部分自主呼吸，需要支持
氧合	维持	可能需要补充氧气	需要额外补充氧气
护理支持	观察	观察	需要支持

FiO_2，吸入氧气浓度。
来源：Sheta（2010）。

疼痛管理的有效性

疼痛管理的有效性需要了解婴儿的行为暗示和使用的疼痛评估工具的工作原理。了解婴儿胎龄的发育差异对于充分评估疼痛和评估对缓解疼痛的干预措施的反应是必要的。行为暗示例如睡眠状态、生命体征稳定性和刺激反应等随着胎龄的不同而有差异。照顾者的观察和对婴儿的"常态化"行为的了解也是进行充分疼痛评估所必需的。获得基础行为暗示，如睡眠状态、生命体征稳定性和可安慰性，以及应激行为，对于了解干预的有效性至关重要。

　　评估行为暗示如睡眠状态或清醒状态，是评估疼痛管理有效性的必要部分。睡眠状态包括安静睡眠和活动睡眠。安静睡眠是一种机体恢复和合成代谢的深度休息状态，这意味着生长和维持。组织器官处于修复状态，或者生长分化到更成熟的状态。处于安静睡眠中的婴儿几乎是静止的，偶尔会在睡着时惊跳或抽动。在安静睡眠中，婴儿没有可辨认的眼球运动或面部活动，他们偶尔会有吸吮动作但会保持安静和睡眠。安静睡眠中的呼吸模式是均匀和有规律的，血氧饱和度能维持正常而不受干扰。处于安静睡眠中的婴儿不容易被唤醒，只有对非常强烈和令人不安的刺激例如极度疼痛才会表现出反应。处于安静睡眠状态的婴儿不容易做出反应，即使在干扰刺激后，他们也往往倾向于回到这种状态（Blackburn & Blackwell-Sachs，2003）。

　　婴儿睡眠时间中最长的部分是活动睡眠。在活动睡眠中，进行信息处理和存储，人们认为这时睡眠与学习联系在一起。活动睡眠状态通常在唤醒之前。婴儿在活动睡眠或快速动眼期睡眠（REM）时通常会有一些身体活动，主要是为了舒适而调整肢体位置等。快速动眼期出现在活动睡眠时，但没有真正睁开眼睛，眼球在眼皮下转动。在活动睡眠状态的婴儿可能会微笑，也可能会出现轻柔的哭声。活动睡眠期间的呼吸模式是不规则的，但氧饱和度保持不受干扰。活动睡眠期间，他们对内部刺激信号比如饥饿和外部信号比如触摸或噪音都有反应,会对刺激做出反应,可以继续保持清醒状态或恢复活动睡眠状态,甚至过渡到安静睡眠(Blackburn & Blackwell-Sachs,2003)。

清醒状态的行为包括昏昏欲睡、安静警觉、活动警觉和哭闹。处于昏昏欲睡状态的婴儿表现出不同的动作,如轻微的惊跳各种动作都是流畅可控的。眼睛偶尔睁开或闭上,但眼皮很重或留有裂缝。处于昏昏欲睡的时候,可能会有一些面部运动,但通常情况下没有,而且大部分时间面部都是平静的。呼吸模式是不规则的,但血氧饱和度没有明显变化。在昏昏欲睡状态时,往往会对感官刺激做出反应,但反应会延迟。在感官刺激后,他们会转变为安静警觉、活动警觉或哭闹。如果感官刺激消失,婴儿可能会毫不费力地回到睡眠状态(Blackburn & Blackwell-Sachs,2003)。

在安静警觉状态下,婴儿的身体活动最少,四肢活动很少,眼睛明亮,睁得大大的,能感受到周围的环境,他们看上去很专注,似乎在感受刺激和外界环境,呼吸规律,血氧饱和度稳定无变化。在这一状态下,婴儿是最专注的,能够适应外界环境、处理刺激。

在活动警觉状态下,婴儿表现出不同的活动,从轻微的惊跳到刺激,动作流畅可控。这种状态下,眼睛是睁开的,但是反应迟钝。面部活动很少,也可能没有任何动作,面部没有什么表情,呼吸节律不规则但血氧饱和度较为稳定。在这一状态下,婴儿会对感官刺激做出反应,但同样,反应可能会延迟。感官刺激后,婴儿可能会转变为安静警觉或哭闹的状态。

在哭泣状态下,婴儿的活动会增加,皮肤颜色会变红变深,眼睛可能是睁开的,也可能是紧闭的,哭泣状态下常见痛苦面容,与其他状态相比,哭泣状态下的呼吸最不规律,血氧饱和度可能会受到影响。在哭泣状态下,婴儿对令人不快的内外部刺激特别敏感,这意味着婴儿已经到达了处理刺激的能力(Blackburn & Blackwell-Sachs,2003)。

通过评估生命体征作为衡量疼痛控制是否有效的一种方法,需要在疼痛刺激之前记录基础生命体征。对婴儿在哭吵以外的任何状态下的评估,都为医务人员提供基础值,来比较当发生疼痛刺激时患儿生命体征的变化程度。许多疼痛评估工具要求在规定的时间内观察和记录生命体征,并在护理开始时记录这些生命体征。超过基础生命体征 10％ 的变化表明处理疼痛刺激的能力下降。

可安抚性,或者说使婴儿从疼痛刺激状态到较平静状态的能力,是衡量刺激对婴儿影响的强烈程度或不良程度的标准。不同的安抚方法可以帮助婴儿过渡,从去除刺激,到提供边界到采用药物干预等。去除不良刺激可以很简单,例如去除乙醇(酒精)棉片等有害气味,或者结束足跟采血这样的操作。提供边界,比如拥抱或包裹这些简单的安抚方法,可以让婴儿过渡到更稳定的状态。当测量有效程度时,可以使用疼痛评估工具,如果捕捉到婴儿通过安抚和药物干预方法转变到更稳定的状态就说明镇痛措施有效(Blackburn & Blackwell-Sachs,2003)。

疼痛评估的关注点和局限性

评估新生儿疼痛的关注点和局限性很多。新生儿不能口头表达疼痛,也不能对减轻疼痛的干预措施做出反应,医务人员必须通过客观因素和生理暗示来评估疼痛。客观因素可能会阻碍对疼痛基线值的评估,以及婴儿对干预措施的反应,这些与经验和注意力相关。在考虑婴儿的胎龄和神经系统成熟度时,生理暗示是客观的。婴儿发育越不成熟,他(她)就越不容易表现出疼痛的生理变化。疾病状态引起的生理变化也可以改变婴儿的表现,也会影响患儿对状态变化的表现能力。为了准确评估和监测疼痛以及婴儿对减轻疼痛干预措施的反应,从而改善婴儿的神经和发育结果,有必要对婴儿进行敏锐和频繁的评估。

(杨童玲)

参考文献

Alcock, L. J. (1993). The development of a tool to assess neonatal pain. *Neonatal Network, 12*(6), 59–66.

Ball, J., & Bindler, R. (2007). *Pediatric nursing: Caring for children* (4th ed.). Upper Saddle River, NJ: Pearson Prentice Hall.

Blackburn, S., & Blackwell-Sachs. (2003). *Understanding the behavior of term infants.* White Plains, NY: March of Dimes Birth Defects Foundation.

Bouwmeester, J., van Dijk, M., & Tibboel, D. (n.d.). Human neonates and pain. *Humane endpoints in animal experiments for biomedical research*. Retrieved from http://www.lal.org.uk/uploads/editor/HEP_BOUWMEESTER.pdf

Gallo, A. M. (2003). The fifth vital sign: Implementation of neonatal infant pain scale. *Journal of Obstetric, Gynecologic, and Neonatal Nursing, 32*, 206. doi:10.1177/0884217503251745

Grunau, R. E. (2013). Neonatal pain in very preterm infants: Long-term effects on brain, neurodevelopment and pain reactivity. *Rambam Maimonides Medical Journal, 4*(4), e0025. doi:10.504/RMMJ.10132

Heckmann, M., Wudy, S., Haack, D., & Pohlandt, F. (1999). Reference range for serum cortisol in well preterm infants. *ADC Fetal and Neonatal Edition, 81*(3), F171–F174.

Hummel, P., Puchalski, M., Creech, S. D., & Weiss, M. G. (2008). Clinical reliability and validity of the N-PASS: Neonatal Pain, Agitation, and Sedation Scale with prolonged pain. *Journal of Perinatology, 28*, 55–60. Retrieved from http://www.nature.com/jp/journal/v28/n1/full/7211861a.html

Jacques, E. (2015). *FLACC scale: Pain assessment tool*. Retrieved from http://pain.about.com/od/testingdiagnosis/ig/pain-scales/Flacc-Scale.htm

Kenner, C., & Lott, J. W. (2003). *Comprehensive neonatal nursing: A physiological perspective* (3rd ed.). St. Louis, MO: Saunders.

Krechel, S. W., & Bindler, J. (1995). CRIES: A new neonatal postoperative pain measurement score-initial testing of validity and reliability. *Paediatric Anaesthesia, 5*, 53–61.

Lawrence, J., Alcock, D., McGrath, P., Kay, J., MacMurray, S., & Dulberg, C. (1993). The development of a tool to assess neonatal pain. *Neonatal Network, 12*(6), 59–66.

Lowery, C. L., Hardman, M. P., Manning, N., Whit Hall, R., & Anand, K. J. S. (2007). Neurodevelopmental changes of fetal pain. *Seminars in Perinatology, 31*, 275–282.

Matthew, P. J., & Matthew, J. L. (2003). Assessment and management of pain in infants. *Postgraduate Medical Journal, 79*, 438–443. doi:10.1136/pmj.79.934.438

Schellack, N. (2011). A review of pain management in the neonate. *South African Pharmacy Journal, 78*(7), 10–13.

Sheta, S. A. (2010). Procedural sedation analgesia. *Saudi Journal of Anaesthesia, 4*(1), 11–16. doi:10.4103/16588-351X.62608

Stevens, B., Johnston, C., Petryshen, P., & Taddio, A. (1996). Premature Infant Pain Profile: Development and initial validation. *Clinical Journal of Pain, 12,* (22), 13–22.

Tietjen, S. D. (2001). *Consistent pain assessment in the neonatal intensive care unit.* Retrieved from http://www.vachss.com/guest_dispatches/neonatal_pain.html

Voepel-Lewis, T., Merkel, S., Tait, A. R., Trzcinka, A., & Malviya, S. (2002). The reliability and validity of the FLACC Observational Tool as a measure of pain in children with cognitive impairment. *Anesthesia & Analgesia, 95,* 1224–1229.

Walden, M., & Gibbins, S. (2008). *Pain assessment and management guideline for practice* (2nd ed.). Glenview, IL: National Association of Neonatal Nurses.

第二部分

急性和慢性疼痛的药物管理

第三章

疼痛管理的一般原则

有几种不同的药物选择用于治疗正在经历疼痛或经历痛苦手术的新生儿。通常应用的药物包括阿片类药物，非阿片类药物或辅助镇痛药。

阿片类药物是天然的，内源性的或合成的化合物，主要激活 mu 受体。阿片类药物是从罂粟中自然提取的一类生物碱化合物，如吗啡和可待因。合成的阿片类药物，如海洛因、羟考酮、氢吗啡酮、美沙酮和丁丙诺啡（Ries，Fiellin，Miller & Saitz，2009）。非阿片类药物，如非甾体抗炎药（nonsteriodal anti-inflammatory drugs，NSAIDs），是指不与阿片类受体结合的药物。有些可能与阿片类药物一起服用会增强效果。辅助镇痛药是一种不会产生太多或任何止痛效果的药物，但可以增强镇痛剂的作用或缓解症状，从而减轻疼痛。这 3 种药物分类将在下一章中详细讨论，列于表 3.1 中。

表 3.1 儿童医院协会修订的药品分类参考表

分 类	药 例	作 用 机 制	适 应 证	注 意 事 项	可能的不良反应
阿片类药物	吗啡 氢吗啡酮 可待因 氢考酮 羟考酮 芬太尼 美沙酮	在传递过程中与大脑和脊髓中的阿片受体结合	中度至重度疼痛	"滴定"效果（理想镇痛）或不耐受的不良反应（呼吸抑制）	呼吸抑制、恶心、呕吐、便秘、镇静、尿潴留
非阿片类	对乙酰氨基酚 阿司匹林 布洛芬 萘普生 酮咯酸	在转换过程中抑制前列腺素的产生	轻度至中度疼痛、阿片减量的过程、继发炎症性疼痛	非阿片类药物具有"镇痛上限"特征，这意味着超过推荐的剂量（mg/kg）不会增加疼痛缓解的程度。因此，如果剂量不能缓解疼痛，临床医生应考虑添加阿片类药物	消化不良、恶心、呕吐、消化道出血、抑制血小板聚集、急性肾功能衰竭和肝毒性

续　表

分　类	药　例	作　用　机　制	适　应　证	注　意　事　项	可能的不良反应
局部麻醉剂	利多卡因 布比卡因 EMLA®	防止去极化并抑制转换过程中的作用	周围神经阻滞局部手术切口或创口浸润 应用于针刺前局部皮肤麻醉、硬膜外输注的成分	"滴定"效果；超过推荐剂量会增加全身毒性的风险	全身中毒的迹象包括恶心、呕吐、耳鸣、视力模糊、幻觉、烦躁不安、焦虑、头晕、癫痫发作、心动过缓、心悸、低血压、呼吸暂停、金属味和心脏骤停 局部药物可引起接触性皮炎、灼热和（或）水肿
抗惊厥药	加巴喷丁 卡马西平 苯妥英钠 氯硝西泮 丙戊酸钠 左乙拉西坦	主要指征不是止痛（需要采取额外的疼痛管理措施）。抗惊厥药对疼痛的作用机制被认为是防止去极化和阻断转换过程中的动作电位	神经性疼痛	精准用药，减少不良反应	不良反应因不同的抗惊厥药而异，也可能与剂量有关（更多信息，请参见第6章"辅助镇痛药"）

续　表

分　类	药　例	作 用 机 制	适 应 证	注 意 事 项	可能的不良反应
皮质类固醇	地塞米松 甲泼尼龙 泼尼松	未知，但可能与转换过程中前列腺素合成的干扰、肿瘤团块的收缩、异常电活动的调节有关	神经性疼痛 癌症性疼痛 关节痛 梗阻性疼痛	较高剂量可用于严重疼痛的急性发作，而较低剂量推荐用于慢性疼痛	与给药和停药有关；风险随剂量和持续时间而增加（有关其他信息，请参阅第 6 章"辅助镇痛药"）
NMDA 受体拮抗剂	氯胺酮 美沙酮	在传递过程中阻断脊髓背角的 NMDA 受体。可能有其他镇痛作用	神经性疼痛 操作性疼痛 难治性伤害性疼痛	根据具体的药物决定	恶心、呕吐、嗜睡、镇静和幻觉
α₂ 受体激动剂	可乐定	尚未建立（有关更多信息，请参见第 6 章"辅助镇痛药"）	神经性疼痛	从低剂量开始逐渐滴定以缓解疼痛并避免严重的不良反应	镇静 低血压 口干

续 表

分 类	药 例	作 用 机 制	适 应 证	注 意 事 项	可能的不良反应
GABA 激动剂	巴氯芬 劳拉沙洋 地西洋	在调节过程中抑制脊髓的单突触和多突触反射的传递	神经性疼痛，可能的急性伤害性疼痛	从低剂量开始逐渐滴定以缓解疼痛并避免严重的不良反应	头晕 镇静 恶心 便秘 与阿片类药物合用可能会增加头晕和镇静的不良反应；如果突然停止，则出现癫痫症状或癫痫发作

GABA，γ-氨基丁酸；NMDA，N-甲基-D-天冬氨酸受体。

＊请注意，阿片类药物的效力各不相同；当从一种阿片类药物换成另一种阿片类药物时，重要的是使用一个等效剂量换算表。

新生儿疼痛治疗的药代动力学和药效学

疼痛可以通过药物和非药物手段来控制。尽管在新生儿人群中非药物治疗是首选,但药物治疗对于新生儿重症监护室(NICU)进行的许多侵入性操作是必要的。新生儿药物治疗存在的问题是缺乏针对新生儿群体的研究,尤其是早产儿。通常新生儿使用的大多数药物没有标明可以用于新生儿人群,只是一直常规使用而已。最近的一项研究表明,新生儿重症监护室中高达90%的药物是不在说明书范围的(Allegaert,van den Anker & Naulaers,2007)。新生儿特别是随着早产儿的增加,他们是需要进行药物随机对照试验的脆弱群体。这种超说明书的用药并非没有后果。研究表明,广泛使用磺胺类药物后胆红素脑病的发病率会增加,使用氯霉素引起的灰婴综合征的发生率增加。尽管有这些研究,新生儿的药物治疗仍然缺乏定期的临床试验和全面的处方信息(美国食品药品管理局,2001年)。超说明书使用虽然危险,但通常也不是随意的治疗。在没有对照试验的情况下,它通常是一种通过经验和合理判断来进行治疗性测试。2002年,美国儿科学会(AAP)药物委员会发布了一份关于儿科患者超说明书使用药物的声明。委员会表示:"超说明书使用并不意味着不当使用,当然也不意味着非法使用或基于证据的禁忌证",以及"超说明书使用药物应基于合理的科学证据,专家医学判断,或已发表的文献"(美国儿科学会药物委员会,2002 年)。

我们知道,大多数药物在新生儿和早产儿中的代谢与成人患者不同。这是由于体表面积、代谢系统、肾、肝、肠道和排泄功能,液体需求的增加和潜在的病理问题存在差异。新生儿越小,这些差异越明显。

在新生儿中,药物代谢酶是不成熟的,特别是 CYP2D6 和 CYP1A1。CYP3A4 随着早产儿胎龄的增加而逐渐增加。CYP3A4 的胎儿形式,CYP3A7 的作用和底物仍然未知。一般来说,Ⅱ期或耦联反应在新生儿中效率低下。它们可能在减少消除外源性物质的能力方面发挥重要作用。早产儿的胃 pH 值较高,胃排空延长,肠道吸收延迟(Choonara & Conroy,2002)。

药物分布受体成分极端差异的影响,特别是总液体和脂质分布,代谢途径发育的差异以及不成熟的肾脏清除,导致个体对药物在生物清除方面的巨大差异,特别是在极低出生体重的婴儿中。

除了发育不成熟之外,婴儿还可能存在与伴随疾病相关的器官功能障碍,从而影响药物的清除,肝、肾功能不全时影响更大。此外,用于挽救生命的措施(如正压通气)可能会减少肝血流量,这对于吗啡等药物来说影响较大,这些药物的清除率与肝血流量有关(Choonara & Conroy,2002)。

用于新生儿人群的药理学的主要问题是有效的药效学终点的可用性有限,这是一个特定的测试目标,用于查看什么剂量对这个特定的人群是安全有效的。新生儿的情况至关重要,因为"细胞转运蛋白或受体的不成熟可能会改变药物的效果,特别是低胎龄人群"(Choonara & Conroy,2002)。因此,我们必须能够准确地知道对新生儿特别是早产儿的影响,而不是基于对动物,成人甚至年龄较大的儿童的研究做出的假设。有关药物选择和给药的重要问题见框3.1。

框 3.1　开处方、配药和给药时的注意事项

达到峰值效果的时间

是患者体验药物最大效果所需的时间。如果在药效达到峰值时还没充分控制疼痛,则不能有效缓解疼痛。

半衰期

一半的止痛药仍留在循环血清中的时间。知道半衰期可以计划一个给药间隔以便提供稳定的药物效果。

稳态

给予的药物和清除的药物是相等的,提供稳定的效果状态。必须考虑峰值效应和半衰期,以减少峰和谷,达到一个稳定状态。

代谢物

药物的代谢导致活性和非活性代谢的形成。活性代谢物是导致药物副作用的原因。

代谢和排泄

要了解所给药物的代谢率和排泄率,减少任何系统功能受损患者的药物剂量,例如肝功能衰竭、肾功能衰竭、肠道问题或早产。

协同作用/受体激动剂

2种药物和疾病之间的相互作用,它产生的联合药物效果比每种药物单独产生的药效更有效。

抵消作用/拮抗剂

2种药物和疾病过程之间的相互作用,它产生的联合药物效果不如每种药物单独产生的效果有效。

生物利用度

指药物被吸收的程度和速率,以及药物到达体循环时保持不变的百分比。如果静脉给药,生物利用度将为100%,但如果是其他途径给药,经过循环,生物利用度可能会降低。

分布

药物一旦进入体循环,就必须在细胞间和间质分布。药物分布是指组织的血管通透性、局部血流量、心输出量和灌注率,以及药物与组织和血浆蛋白结合的能力及其脂溶度。pH值在分布中也起着重要作用。很容易分布在高灌注的器官,如肝脏、心脏和肾脏,并少量通过灌注较少的组织,如肌肉、脂肪和周围器官。

吸收

吸收和分布反映的是同样的现象。吸收是药物进入血液的实际运动。这取决于药物的理化性质、配方和给药途径(Le, 2014)。如果药物是静脉注射的,那么就不需要吸收,药物已经直接进入血液循环。除了药物的特性外,还要注意药物进入区域的灌注情况(例如,缺氧可能导致血液从肠道分流,这可能抑制或减缓胃肠道药物的吸收;见表3.2和图3.1)。

表3.2 影响新生儿药物吸收的一些因素
(患儿因素尤其是新生儿)

理 化 因 素
药物配方
片剂或固体制剂的分解度
药物在胃液或肠液中的溶解度
缓释制剂的释放
分子量
药代动力学,药物解离/非解离形式的比例
脂质溶解度

患 者 因 素
全身情况
可吸收的表面积

患 者 因 素

胃肠道
胃内容物和胃排空
胃和十二指肠 pH
胆盐池大小
小肠细菌定植
疾病状态(如短肠综合征、胆道闭锁)
肌肉
与成人相比,新生儿肌肉毛细血管密度的增加,故肌肉的吸收增加
心排血量减少会减少吸收
皮肤
血液供应
外周血管舒张
皮肤/角质层厚度
表面积
直肠
直肠静脉引流部位
新生儿吸收>大龄儿童

资料来源:Skinner (2011)。

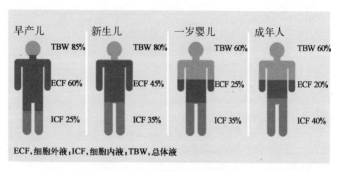

ECF,细胞外液;ICF,细胞内液;TBW,总体液

图3.1 与年龄相关的体液分布

资料来源:Skinner (2011)。

用药安全

药物治疗的安全性对早产和足月的新生儿尤为重要。新生儿各系统发育尚不成熟，特别是排泄功能，加上体质量和身体面积较小，使得给药特别困难。新生儿需要足够的药物来发挥作用，但不要过量，以避免积累到中毒的水平。在低氧血症的情况下，血液会分流到重要器官，远离肝脏、肾脏和肠道。这可能导致婴儿本就不成熟的排泄功能受损。

而且关于如何安全地给这些婴儿使用止痛药的循证数据非常有限。新生儿重症监护室使用的大多数药物都超说明书的，没有经过充分的测试。因此，在药物治疗时需要非常谨慎。

药物安全的重要因素是对安全药物的迫切需求。用药差错可能是由于人为错误或系统缺陷造成的（IOM，2008）。关于如何确保药物的安全给予，已经进行了大量的研究，主要是针对成年人。关键在医生是否能够开出正确的治疗处方、药剂师是否能够确认和分发正确的药物以及护士是否能够正确地给药。此外，给药过程涉及许多个人，所以是一个容易出错的系统（Levine & Cohen，2007）。表3.3强调了在给患者用药时检查是非常必需的。儿科患者还需要准确的体重，以便计算剂量（因为用药剂量是基于体重的）。新生儿的胎龄也很重要（因为在本章前面列出的因素，如体液百分比）。

表 3.3　使用药物的 8 个"正确"

- 正确的患儿
- 正确的药物
- 正确的剂量
- 正确的给药途径
- 正确的时间
- 正确的记录
- 正确的原因
- 正确的反应

资料来源：Bonsall（2012）。

2013 年的一项研究为儿科护士提供了 5 项更安全的药物管理系统建议：

（a）提供正确的用药工作环境，以实现最佳的患者安全用药结果；（b）提高未来儿科护士准备药物的专业水平；（c）加强与儿童及其家庭安全用药有关的跨学科交流；（d）标准化给药方法以及用药差错的报告，以促进儿童及其家庭安全、高质量地给药；（e）认识到儿科给药的独特挑战，并在用药过程中对儿科护士不断提供支持。（Sears，O'Brien-Pallas，Stevens，& Murphy，2013，p. 355）

准确的记录对所有患者都是至关重要的，尤其是新生儿。文件不仅是法律保护的必要条件；也是学科之间关于计划和管理的重要沟通。准确的沟通可以防止错误，在这个群体中，错误可能导致死亡或终身残疾。

使用计算机化的条形码给药系统也是为了增加药物

管理的安全性而设计的。系统为每种药物分配一个条形码，当扫描条形码时，将根据给药记录（the medication administration record，MAR）检查信息。临床医务人员还必须扫描患儿的腕带，以确定药物是否给了正确的患儿。2009年NICU的一项研究发现，通过使用条形码系统，根据出错机会的数量进行调整，可预防的用药错误减少了47%（Morris et al.，2009，366～367）。

（张雪萍）

参考文献

Allegaert, K., van den Anker, J. N., & Naulaers, G. (2007). Determinants of drug metabolism in early neonatal life. *Current Clinical Pharmacology, 2*(1), 23–29.

American Academy of Pediatrics Committee on Drugs. (2002). Uses of drugs not described in the package insert (off-label uses). *Pediatrics, 110,* 181–183.

Bonsall, L. (2012). *Nursing 2012 drug handbook.* Philadelphia, PA: Lippincott Williams & Wilkins and Wolters Kluwer Health.

Choonara, I., & Conroy, S. (2002). Unlicensed and off-label drug use in children: Implications or safety. *Drug Safety, 25,* 1–5.

Food and Drug Administration. (2001). *The Pediatric Exclusivity Provision: January 2001 status report to Congress.* Rockville, MD: Author.

Institute of Medicine. (2008). *Preventing medication errors.* Washington, DC: National Academies Press.

Le, J. (2014). Drug absorption. Retrieved on from www.merckmanuals.com

Levine, S., & Cohen, M. R. (2007). Preventing medication errors in pediatric and neonatal patients. In L. Cohen (Ed.), *Medication errors* (pp. 469–492). Washington, DC: American Pharmacists Association.

Morriss, F. H., Abramowitz, P. W., Nelson, S. P., Milavetz, G., Michael, S. L., Gordon, S. N., . . . Cook, E. F. (2009). Effectiveness of a barcode medication administration system in reducing preventable adverse drug events in a neonatal intensive care unit: A prospective cohort study. *Journal of Pediatrics, 154*(3), 363–368.

Ries, R. K., Fiellin, D. A., Miller, S. C., & Saitz, R. (Eds.). (2009). *Principles of addiction medicine* (4th ed.). Philadelphia, PA: Lippincott Williams & Wilkins.

Sears, K., O'Brien-Pallas, L., Stevens, B., & Murphy, G. (2013). The relationship between work environment and the occurrence of reported paediatric medication administration errors: A pan Canadian study. *Journal of Pediatric Nursing, 28*(4), 351–356.

Skinner, A. (2011). Neonatal pharmacology. *Anaesthesia & Intensive Care Medicine, 12*(3), 79–84.

第四章

非阿片类药物

非阿片类药物包括任何用于镇痛和非麻醉性的药物。非阿片类药物可单独使用于治疗轻至中度疼痛,也可与阿片类药物联合使用辅助镇痛。

对乙酰氨基酚

用途:轻度至中度镇痛、退热(不建议在接种疫苗时预防性使用,因为会降低抗体反应)。

口服给药:负荷剂量 20～25 mg/kg,维持剂量 12～15 mg/(kg·每剂)

直肠栓剂:

负荷剂量 30 mg/kg、维持剂量 12～18 mg/(kg·每剂)

注:直肠给药可导致毒性,因为峰值范围很大。相比口服给药,直肠给药可能需要更长时间才能起效。(Birmingham et al.,1997)

维持间隔时间:足月儿每 6 小时、孕周 32 周或以上的早产儿每 8 小时、小于 32 周的早产儿每 12 小时。

监测：评估疼痛的体征和症状；监测体温；评估肝功能。

不良反应：过量或使用治疗剂量但超过 48 h 可导致肝毒性，并可能导致患儿皮疹、血小板减少、白细胞减少和中性粒细胞减少等症状。

药理学：

非麻醉性镇痛和退热；

血清浓度峰值出现在口服后约 60 分钟（直肠给药该时间是可变的且延长）；

大部分在肝脏代谢，主要是通过少量的葡萄糖醛酸化；代谢物和未被代谢的药物都会通过肾脏排出；

足月新生儿的消除半衰期约为 3 小时，大于 32 周的早产儿为 5 小时，而小于 32 周的新生儿可达 11 小时。肝功能不全患者清除时间延长。

毒性处理：N-乙酰半胱氨酸（NAC）150 mg/kg 加入 5% 葡萄糖溶液或 0.45% 生理盐水（NS）中，静脉注射（Ⅳ）时间大于 60 分钟（负荷剂量）。然后将 50 mg/kg 加入 5% 葡萄糖或 0.45% 生理盐水，使用时间持续 4 小时，然后将 100 mg/kg 加入 5% 葡萄糖或 0.45% 生理盐水，使用时间持续 16 小时。N-乙酰半胱氨酸应持续使用，直到肝损伤的临床和生化指标改善，对乙酰氨基酚的浓度低于检测限度。N-乙酰半胱氨酸溶液浓度为 40 mg/mL，避免新生儿体液过多和低钠血症（Neofax，2011）。

在出生后的头几个月进行免疫接种后不推荐使用对

乙酰氨基酚,因为它可能通过减少身体的自然炎症反应来减弱某些免疫接种的效果(Prymula et al.,2009)。

非甾体抗炎药

非甾体抗炎药(Nonsteroidal anti-inflammatory drugs,NSAIDs)可在婴儿期使用。可用于动脉导管未闭(patent ductus Arteriosus,PDA),特别是危重新生儿。非甾体抗炎药可以提供轻到中度的镇痛和解热作用,对肝脏的影响比扑热息痛轻。尚未对早产儿使用非甾体抗炎药进行研究。非甾体抗炎药的长期使用与肾脏、循环、肝脏、血液和胃肠道(gastrointestinal,GI)并发症有关(Anand et al.,2005,2006)。

布洛芬(艾德维尔,布洛芬)

用途:布洛芬的生物利用度接近100%,即使存在肝或肾损害的情况下,清除也很快。大剂量会增加毒性,故使用时应遵循剂量指南(Kaufman et al.,1993)。

注:布洛芬仅被批准用于 6 个月以上的儿童。严重的不良反应包括胃肠道症状,如胃炎、消化道出血和急性肾衰竭。

应根据体重计算布洛芬剂量,使用 4～10 mg/kg。每 6～8 小时口服 1 次。单次最大剂量为 400 mg,每日最大剂量为每天 40 mg/kg 至 1 200 mg/天。当体重未知时,可以使用以下基于年龄的使用指南(布洛芬处方信息,n.d.):

剂量：每 6～8 小时 4～10 mg/kg

6～11 个月大[体重：12～17 磅(5.4～8.1 kg)]

剂量：50 mg

口服滴剂(50 mg/1.25 mL)：1.25 mL

12～23 个月大[体重：18～23 磅(8.2～10.8 kg)]

剂量：75 mg

口服滴剂(50 mg/1.25 mL)：1.875 mL

局部麻醉剂

利丙双卡因乳膏(EMLA,局麻混合乳膏)(Neofax, 2011)

用途：用于包皮环切术的局部镇痛药；不能用于足跟采血。

外用：1～2 g 涂抹于阴茎远端半段,然后用敷料密闭包裹。让敷料保持完整 60～90 分钟。在包皮环切之前彻底去除软膏并清洁手术区域,以避免全身吸收。

监测：与毒性相关的是血液中高铁血红蛋白的浓度。

不良反应/注意事项：局部皮肤苍白和发红,不经处理即可消退。当测量时,使用 1 g EMLA 乳膏后,新生儿血液中的高铁血红蛋白浓度远远低于毒性水平。使用 EMLA 乳膏 3 g 以上发生 2 例婴儿高铁血红蛋白血症；在其中一个病例中,婴儿还使用了磺胺甲噁唑。EMLA 乳膏不能用于患有先天性或特发性高铁血红蛋白血症的新生儿,或正在接受其他已知可诱发高铁血红蛋白血症的药物的新生儿,如磺胺类药物、对乙酰氨基酚、硝酸盐、硝酸甘油、苯巴比妥和苯妥英钠。

药理学:EMLA 乳膏,含有 2.5％利多卡因和 2.3％丙胺卡因,在术前 60～90 分钟使用可以减轻包皮环切术的疼痛反应。如果是广泛的组织创伤,例如,分离粘连或止血钳夹住包皮的过程,镇痛效果是有限的。EMLA 通过抑制神经冲动传导和启动所需的离子流来稳定神经细胞膜。由于丙胺卡因的一种代谢物可将血红蛋白氧化为高铁血红蛋白,因此理论上存在新生儿应用 EMLA 乳膏后可能发生高铁血红蛋白血症的担忧。新生儿缺乏高铁血红蛋白烟酰胺腺嘌呤二核苷酸(NADH)细胞色素 b5 还原酶。利多卡因经肝脏迅速代谢为许多活性代谢物,然后经肾脏排出。

特殊注意事项/准备:有 5 g 和 30 g 2 种剂型并都配有透明伤口敷料,每克 EMLA 含有 25 mg 利多卡因和 25 mg 丙胺卡因共晶混合物,产品的 pH 是 9,不含防腐剂。

利多卡因

用途:皮肤表面和(或)局部麻醉

剂量:0.5％至 1％溶液(剂量应小于 0.5 mL/kg 的 1％利多卡因溶液－5 mg/kg)

布比卡因、罗哌卡因、左旋布比卡因

硬膜外剂量:2.5 mg/kg,一次

持续静脉滴注:0.2 mg/kg/h 以内

4%脂质利多卡因乳膏

局部阻滞

镇痛也可以通过区域阻滞进行。一些主要的方法是脊柱，硬膜外/尾侧，背侧/阴茎，或肋间神经阻滞。使用这种类型的镇痛有助于给予局部的疼痛缓解，没有全身的效果（即只有在需要缓解疼痛的地方才进行疼痛管理），并且与全身药物（如阿片类药物）不同的是不会对呼吸状态产生影响（Desborough，2000）。

脊髓阻滞用于脐部以下的外科手术。存在镇痛不充分、阻滞不完全或注射针头进入的部位有误的风险。尾侧或硬膜外阻滞可用于胸、腹、腹股沟和会阴部的外科手术，有阻滞不足或放置不当的风险，可能导致神经损伤和（或）瘫痪。阴茎背神经阻滞术用于阴茎手术，如尿道下裂矫正或包皮环切。有出血的风险，而且如果使用含有肾上腺素的溶液，也有终末器官损伤的风险（Kraft，2003）。最后是肋间神经阻滞，用于胸外科手术。因为位于肺部，故有气胸的风险。对于所有的区域麻醉，只有经过专门培训的、有经验的执业医师，如麻醉师或麻醉护士，才能进行。

（张雪萍）

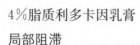
参考文献

Anand, K., Aranda, J., Berde, C., Buckman, S., Capparelli, E., Carlo, W., . . . Walco, G. (2006). Summary proceedings from the neonatal pain-control group. *Pediatrics, 117*, S9–S22.

Anand, K., Johnston, C., Oberlander, T., Taddio, A., Lehr, V. T., & Walco, G. A. (2005). Analgesia and local anesthesia during invasive procedures in the neonate. *Clinical Therapeutics, 27*, 844.

Birmingham, P. K., Tobin, M. J., Henthorn, T. K., Fisher, D. M., Berkelhamer, M. C., Smith, F. A., . . . Coté, C. J. (1997). Twenty-four-hour pharmacokinetics of rectal acetaminophen in children: An old drug with new recommendations. *Anesthesiology, 87*, 244–252.

Desborough, J. (2000). The stress response to trauma and surgery. *Journal of Anesthesia, 85*, 109.

Kaufman, D. W., Kelly, J. P., Sheehan, J. E., Laszio, A., Alfredsson, L., Koff, R. S., & Shapiro, S. (1993). Nonsteroidal anti-inflammatory drug use in relation to major upper gastrointestinal bleeding. *Clinical Pharmacology and Therapeutics, 53*, 485–494.

Kraft, N. (2003). A pictorial guide to circumcision pain. *Advanced Neonatal Care, 3*, 50.

Motrin Prescribing Information. (n.d.). *NcNeil consumer care: Products and dosage.* Retrieved from http://www.motrin.com/product_links/4?val=overview

Prymula, R., Siegrist, C. A., Chlibek, R., Zemlickova, H., Vackova, M, Smetana, J., . . . Schuerman, L. (2009). Effect of prophylactic paracetamol administration at time of vaccination on febrile reactions and antibody responses in children: Two open-label, randomised controlled trials. *Lancet, 374*, 1339–1350.

第五章

阿片类药物

阿片类药物是一类减轻疼痛感的药物，能有效减少对疼痛的反应；这类药物包括：吗啡或硫酸吗啡、美沙酮、芬太尼或枸橼酸芬太尼。如图5.1所示。阿片类药物的工作原理是与大脑、脊髓、胃肠道和全身其他器官中的特定蛋白质和阿片类受体结合。当阿片类药物附着于任何一个受体如图5.2，对大脑的疼痛刺激减缓或阻断，这样就能减轻对疼痛的感知。新生儿常用阿片类药物包括吗啡、芬太尼、美沙酮和哌替啶。

吗啡

吗啡和硫酸吗啡是类似的阿片类化合物；硫酸吗啡是吗啡的一种盐类化合物。吗啡通过刺激杏仁核后部、下丘脑、丘脑、脊柱、胃肠道和三叉神经脊髓核内的阿片类受体发挥作用。吗啡与受体部位的结合非常强，能起到强大的镇痛作用，同时也有明显的镇静作用和呼吸抑制，容易对药物产生耐受性和依赖性。推荐吗啡应用于

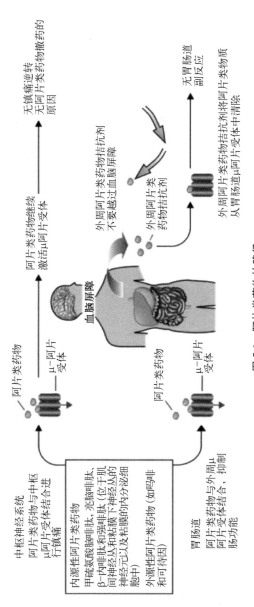

图 5.1 阿片类药物的路径

77

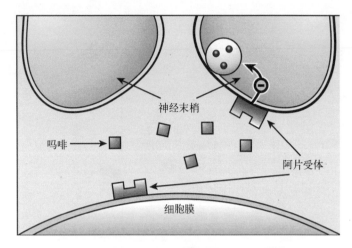

图 5.2 大脑有许多阿片类药物受体。当过量的阿片
类药物(如海洛因或羟考酮)结合过多的受
体,就会导致呼吸减慢然后停止

新生儿是用于镇痛、镇静、阿片类药物戒断的治疗以及撤
药过程。推荐剂量取决于使用的目的或用途。建议参考
图 5.1。

　　吗啡的副作用包括明显的呼吸抑制、低血压、心动过
缓、肠梗阻和胃排空延迟以及尿潴留。吗啡结合的受体
位点位于支配呼吸肌和胃肠道的背根上,具有高度亲和
力,有助于这些器官的平滑肌的放松;这些是给药后经常
出现的不良反应。给药时必须小心谨慎,仔细的评估和
监测,以确保充分有效的通气,必要时可提供有效的通
气。频繁监测胃肠道功能和尿量是必要的。

　　吗啡的撤药必须谨慎且逐步地进行。对药物的耐受
性和依赖性在吗啡的使用中很常见,停药时必须逐渐减

量,以免刺激中枢神经系统和癫痫发作。耐受时,应每天以原始剂量的 10% 进行戒断(Bio,Siu & Poon,2011)。当婴儿的剂量达到每天 0.12～0.016 mg/kg 时,可以安全地停止用药。

使用吗啡需要评估使用风险与益处。使用吗啡的风险包括呼吸抑制,胃肠蠕动减少和尿潴留,而益处包括针对轻至中度疼痛的镇痛和深度、有效的镇静。研究表明,接受吗啡治疗的中度疼痛的婴儿在成年后往往需要更少的疼痛管理,成年后对吗啡耐药的可能性较小(Georgia State University,2008)。研究表明,如果不谨慎使用或在没有有害刺激的情况下使用吗啡,可能会对细胞寿命产生负面影响(Attarian et al.,2014)。研究还表明,与不适当用药相比,适当使用吗啡治疗新生儿疼痛对其健康的神经发育和成人后疼痛反应具有更多的长期益处。

在考虑胎龄,体重和新生儿诊断时,使用吗啡的局限性是有争议的。吗啡的镇痛作用起效缓慢可达 5 分钟,在 15 分钟内达到峰值。紧急的疼痛操作或干预不应使用吗啡治疗。胎龄是决定器官成熟度和代谢酶的可利用性的重点。胎龄越低,新生儿肝脏(吗啡代谢的部位)就越不成熟。小于胎龄儿比起正常足月儿更容易产生耐药性,因此需要增加剂量时,可能导致呼吸抑制和低血压的风险增加。吗啡用于治疗与机械通气相关的慢性疼痛的方法也存在争议(Hall & Shbarou,2009),主要局限用于中度术后疼痛。

表5.1 新生儿使用阿片类药物参考

药名	应用	用法和剂量	不良反应	特殊注意事项
芬太尼	镇痛，镇静，麻醉	镇静/镇痛：每剂静脉缓慢推入0.5~4 mcg/kg 输液速度：1~5 mcg/kg/h 麻醉：5~50 mcg/kg	呼吸抑制，胸壁肌僵直和尿潴留	可使用纳洛酮拮抗
美沙酮	阿片戒断的治疗	初始剂量：每12~24 h 0.05~0.2 mg/kg 在4~6周内，每周减少10%~20%	呼吸抑制，肠梗阻和胃排空延迟以及QT延长	心脏评估和谨慎撤药
吗啡	镇痛，镇静，戒断治疗	0.05~0.02 mg/kg静脉注射至少5 min； 连续输注：负荷剂量为100~150 mcg/kg，1 h后是10~20 mcg/(kg·h)； 阿片类药物依赖的治疗：从最近一次静脉注射吗啡开始每天减少10%~20%； 口服剂量为静脉注射剂量的3~5倍； 新生儿麻醉药物停用的初始治疗：每3~4 h口服0.03~0.1 mg/kg；撤药方法是每2/3天剂量减少10%~20%	呼吸抑制，腹胀，肠梗阻和尿潴留	可使用纳洛酮拮抗；避光

芬太尼和枸橼酸芬太尼

芬太尼和枸橼酸芬太尼是合成的阿片类药物，其成分与吗啡相似，但功效是吗啡的50到100倍。枸橼酸芬太尼是芬太尼和枸橼酸按1∶1混合而成的盐。芬太尼与大脑,脊柱和器官中的阿片类受体部位结合,增加多巴胺释放进入全身循环,从而产生放松感。芬太尼还具有很高的脂溶性,当从脂肪细胞代谢时,会产生反弹效应。推荐将芬太尼用于镇痛,镇静和麻醉。推荐剂量取决于目的或用途(推荐建议见表5.1)。

芬太尼的不良反应包括呼吸抑制,胸壁僵直和尿潴留,长期使用后快速产生耐受性,恶心和呕吐。缓慢推注芬太尼时应小心,避免心动过缓。必须注意生命体征、尿量、胃肠道功能和有无呼吸困难,以确保婴儿生理稳定(Taketomo,Hodding & Kraus,2001)。

芬太尼的停用必须慎重。芬太尼输注超过2天,如果突然停止输注,会导致不良的戒断症状。戒断过程取决于婴儿接受治疗的时间长度。使用芬太尼治疗少于3天的婴儿可以将剂量降低50%,并在剂量减少后的24 h内停止使用。使用长达3~7天治疗的婴儿应每天减少维持剂量的25%,直到当前剂量小于最初的剂量,然后停药。使用芬太尼治疗超过7天的婴儿应按耐受性每6~12 h减少10%的剂量,直到剂量小于原始剂量为止,以便完全停药。在戒断过程中应密切监测婴儿的耐受性和生命体征的稳定性。疼痛评分将为评估婴儿的耐受性和调整药物剂量提供指导(Taketomo,Hodding & Kraus,2001;Young & Mangum,2009)。

芬太尼使用的风险和益处与吗啡一样需要考虑。疼痛管理不良会导致长期的负面(不良)结果,并增加成人疼痛管理的难度。当使用芬太尼治疗中度至重度疼痛时，新生儿疼痛管理对神经发育结局是有益的。

考虑新生儿胎龄、体重和诊断时，芬太尼的使用与吗啡有相同的局限性和关注点。芬太尼起效迅速；单剂量就可以为手术提供镇痛作用。芬太尼引起胸壁僵直和呼吸抑制以及其相对较快的药物耐受性的倾向是该药物的局限性。为了减少长期对芬太尼的依赖性，对疼痛进行准确评估和使用非药物方法进行疼痛管理是必要的。

美沙酮

美沙酮是一种合成的阿片类药物，可用于新生儿因阿片类药物戒断而引起的慢性疼痛。美沙酮是一种长效的蛋白结合的麻醉剂。美沙酮的作用类似于吗啡，它与大脑、脊柱和器官中的阿片受体结合，从而引起欣快感并阻断疼痛冲动传到大脑。对于母亲自己服用了阿片类药物（如美沙酮或街头海洛因）所生的婴儿，美沙酮是一种安全、可控制的方法，可以治疗潜在的戒断痛。建议将美沙酮用于新生儿，以治疗和管理阿片类药物戒断和撤药症状。推荐剂量取决于其目的或用途。推荐建议见表5.1。

美沙酮的副作用包括呼吸抑制，肠梗阻，胃排空延迟和潜在的 QT 延长。必须监测呼吸和心脏功能避免美沙酮治疗产生不良后果。母亲在怀孕期间服用美沙酮所生的婴儿如果在生后发生心动过缓或心动过速需要 12 导联的心电图监测。密切监测生命体征，如有任何变化立即采取干预措施。

与吗啡和芬太尼一样，需要基于对新生儿的结局进行评估使用美沙酮的风险和益处。评估母亲的病史和新生儿成瘾的神经系统症状可能性是确定是否开始美沙酮治疗的第一步。管理戒断引起的神经和生理症状的好处远远超过了未进行戒断管理而对新生儿造成的负面影响。应通过仔细而频繁的评估来识别和支持心脏改变、呼吸抑制和胃肠道不适的风险。

在考虑胎龄、体重和新生儿诊断时，美沙酮使用的局限性集中在制造商在开始使用美沙酮治疗阿片类药物依赖期间报告的死亡案例。根据制造商的说法，滴定速度太快而没有意识到美沙酮的积累，会导致呼吸和（或）心脏停止。细心仔细地监测生命体征，并严格控制药物剂量，对保护婴儿至关重要。

（顾赛霞）

参考文献

Attarian, S., Tran, L. C., Moore, A., Stanton, G., Meyer, E., & Moore, R. P. (2014). The neurodevelopmental impact of neonatal morphine administration. *Brain Sciences, 4*, 321–334. doi:10.3390/brainsci4020321

Bio, L. L., Siu, A., & Poon, C. Y. (2011). Update on the pharmacologic management of neonatal abstinence syndrome. *Journal of Perinatology, 31*(11), 692–701. doi:10.1038/jp.2011.116.Epub2011Aug25

Georgia State University. (2008). Long-term benefits of morphine treatment in infants confirmed in rodent study. *Science Daily*. Retrieved from http://www.sciencedaily.com/releases/2008/11/081103160854.htm

Hall, R. W., & Shbarou, R. M. (2009). Drugs of choice for sedation and analgesia in the NICU. *Clinical Perinatology, 36*(1), 15–26. doi:10.1016/j.clp.2008.09.007

Taketomo, C. K., Hodding, J. H., & Kraus, D. M. (2001). *Pediatric dosage handbook* (8th ed.). Hudson, OH: Lexi-comp.

Young, T. E., & Mangum, B. (2009). *Neofax 2009* (22nd ed.). Montvale, NJ: Thomson Reuters.

第六章

辅助镇痛剂

辅助镇痛剂或辅助镇痛用药,是一组具有药理特征的药物,它们主要不是用于缓解疼痛,但当独立使用或与阿片类药物联合使用时被发现具有治疗特性(Khan,Walsh & Brito-Dellan,2011)。辅助镇痛药的种类繁多,包括:局部药物、抗惊厥药、肌肉松弛剂、抗焦虑药和镇静剂。具体药物包括:对乙酰氨基酚、非甾体抗炎药、EMLA乳膏(利丙双卡因乳膏)、咪达唑仑、右美托咪定、苯巴比妥、劳拉西泮、硫喷妥钠、水合氯醛和利多卡因。每种药物都有根据孕周、体重和诊断推荐的用法、剂量、不良反应、风险、疗效以及局限性。

新生儿出生时的体质构成是使用辅助镇痛药的一个特殊考虑因素。新生儿时,细胞外间隙的含水量高而体内脂肪和肌肉含量低,使得婴儿在首次应用药物之后,分布在肌肉和脂肪的药物作用持续时间延长的风险增高(Haidon & Cunliffe,2010)。出生时肾功能不成熟,导致肾脏药物排出延迟,致使药物半衰期较长。导致药物排出延迟和半衰期增加的另一个原因是肝脏不成熟和肝酶供应有限。最后,血脑屏障在出生时还不成熟,这使得药物特别是吗啡更容易进入大脑。这些注意事项是针对足月儿的;早产儿由于代谢和排泄药物的能力更低,故风险更高,因此需要更严格的监测和剂量调整。

对乙酰氨基酚

对乙酰氨基酚是一种用于治疗轻度疼痛的解热镇痛药。它的作用机制尚不明确,但被认为可以降低大脑中炎性化学物质前列腺素的水平。

对乙酰氨基酚通过提高疼痛阈值来减轻疼痛,这意味着在婴儿真正感觉到疼痛时,实际上疼痛程度已经很重了。使用对乙酰氨基酚的好处包括使用非阿片类药物治疗可以减轻疼痛,但几乎没有镇静或神经作用,对乙酰氨基酚的不良反应非常罕见,但是文献记载有皮疹、瘙痒、肿胀、血小板减少、白细胞减少和中性粒细胞减少。如果担心不良反应发生,密切监测生命体征和实验室指标是非常必要的,如果停用对乙酰氨基酚不用担心有戒断反应。

使用对乙酰氨基酚的风险与孕周、体重、和临床诊断有关。孕 32 周以下的婴儿有较长药物半衰期,使用时需要调整剂量。肝功能不全的婴儿对乙酰氨基酚的代谢能力降低,需要调整剂量。给药和给药前必须评估孕周和肝功能情况。推荐对乙酰氨基酚用于新生儿轻、中度疼痛,特别是包皮环切疼痛以及退热,推荐的剂量取决于目的和用途,建议见表6.1。

非甾体抗炎药

非甾体抗炎药是一类具有镇痛和解热作用的药物,包括:阿司匹林、布洛芬和萘普生。非甾体抗炎药的作用机制是抑制体内促炎反应分子的酶的生成。非甾体抗炎药不常用于新生儿疼痛管理,除了布洛芬用于动脉导管的闭合。非甾体抗炎药的不良反应包括肾功能障碍和血小板黏附性中断;这些都限制了非甾体抗炎药用于疼痛或退热。尽管一些研究表明非甾体抗炎药可以促进新生儿的脑循环,但常规使用非甾体抗炎药的证据仍然是有限的。

EMLA 乳膏(利丙双卡因乳膏)

EMLA 乳膏是一种含有 2 种麻醉药的局部镇痛药-利多卡因和丙胺卡因-混于乳剂性软膏内。EMLA 的工作原理是通过抑制神经冲动产生和传导所需的离子流,将麻醉剂的镇痛特性释放到皮肤的表皮和真皮层。皮肤镇痛作用的起效、深度和持续时间取决于用药的持续时间,所需部位一旦涂上乳膏,同时需要盖上封闭敷料。为获得最佳止痛效果,应至少在操作前 1 小时涂抹乳膏。

擦除乳膏后,止痛效果可持续 1~2 小时。EMLA 乳膏的风险是,丙胺卡因的一种代谢物将血红蛋白氧化成高铁血红蛋白,有可能导致高铁血红蛋白血症。服用磺胺类药物、对乙酰氨基酚、硝酸盐、硝酸甘油、硝普钠、苯巴比妥或苯妥英钠的患者需谨慎使用 EMLA。使用 EMLA 乳膏作为包皮环切术的局部止痛剂的好处远远大于其风险。在新生儿中推荐 EMLA 应用于包皮环切术的局部止痛。推荐剂量取决于目的和用途。建议用量见表 6.1。

咪达唑仑

咪达唑仑是一种可用作镇静剂、抗癫痫药和麻醉剂的苯二氮䓬类药物(Pacifici,2014)。咪达唑仑是一种短效、起效快的药物,由于其抗焦虑、肌肉松弛和抗惊厥特性,是新生儿常用的镇静药物。咪达唑仑是一种起效快的短效药物,作用时间为 2~6 小时。制造商警示咪达唑仑有一定的呼吸抑制作用,需要持续严密监测未插管患儿的呼吸情况。要注意药物不能快速推注,当与阿片类麻醉药联合使用时,会发生呼吸抑制,在对中枢神经系统受损的患儿使用咪达唑仑时应小心。咪达唑仑和吗啡对新生儿联合使用时有效,有更好的镇静作用,且没有不良反应。咪达唑仑推荐用于新生儿的镇静、麻醉诱导和难治性癫痫的治疗。推荐的剂量取决于目的和用途。建议见表 6.1。

右美托咪定

右美托咪定或盐酸右美托咪定是一种具有最小呼吸抑制作用的镇静剂。在化学性质上，右美托咪定的作用类似于可乐定，因为它也是大脑中 α 受体的激动剂。目前，右旋美托咪定作为儿科患儿的镇静剂和止痛剂的使用是在药监局批准之外的；仍在继续研究确定其有效性和安全性（Phan & Nahata，2008）。目前为止，试验表明右美托咪定用于早产儿和足月儿的镇静是安全有效的（Chrysostomou et al.，2013）。右美托咪定已被证实在为危重病人、最初插管和机械通气的病人中提供安全的镇静和止痛是非常有效的。由于研究表明新生儿的药物半衰期比成人或儿科患者要长，所以剂量应根据胎龄和体重进行调整（Chrysostomou et al.，2013）。目前为止，用药的风险是剂量依赖性的，没有危及生命的不良反应，对呼吸做功的影响比较小。局限性是迄今为止在新生儿中的应用很少，需要进一步研究。右美托咪定推荐用于新生儿镇静和镇痛。推荐的剂量取决于目的和用途。建议见表 6.1。

苯巴比妥

苯巴比妥是一种长效巴比妥酸盐药物，主要用于控制癫痫发作，也具有良好的镇静作用。苯巴比妥控制癫痫发作的作用机制尚不清楚，但被证实通过增强 γ-氨基丁酸(GABA)能系统来抑制冲动的神经传递。苯巴比妥有长达 2～7 天的药物半衰期。即使在停药后,仍需坚持疗效监测。使用苯巴比妥的不良反应包括呼吸抑制、嗜睡、进食缓慢和外渗后坏死。密切监测呼吸情况、喂养耐受性和静脉注射部位对于减少已知不良反应发生至关重要。风险效益比显示,苯巴比妥用于减少和控制难治性癫痫发作的作用远超过呼吸抑制、喂养不耐受和静脉炎的风险。在整个治疗过程中密切监测和仔细观察婴儿可以充分降低这些风险。苯巴比妥在新生儿中的推荐用途是作为抗惊厥药,虽然它也用于镇痛。推荐的剂量取决于目的和用途。建议见表 6.1。

劳拉西泮

劳拉西泮是一种高效的苯二氮䓬类药物,具有减少焦虑、减少躁动、治疗癫痫、恶心和呕吐以及放松肌肉的作用。劳拉西泮具有高度的蛋白质结合力,在血管中分布均匀。新生儿的起效时间是 5 分钟,作用持续时间为 8～12 小时。如果苯巴比妥治疗无效时,劳拉西泮常被用作抗惊厥药。使用风险仅集中在其作为镇静剂的使用上。劳拉西泮已被证实能引起早产儿的肌阵挛性抽搐。静脉外渗后劳拉西泮对血管有腐蚀性,因此在用药时对静脉通路严密监测十分必要。劳拉西泮在新生儿中的推荐使用是作为抗惊厥药。推荐的剂量取决于目的和用途。建议见表 6.1。

硫喷妥钠

硫喷妥钠是一种用于儿科患者麻醉诱导的短效巴比妥酸盐类药物,在新生儿中使用较少,因为它的蛋白结合能力低,导致新生儿的游离药物测定值高于成人(Hall & Shbarou,2009)。硫喷妥钠在新生儿中的推荐使用是用于插管前或手术前麻醉。推荐的剂量取决于目的和用途。建议见表6.1。

利多卡因

利多卡因是一种通常用于治疗包皮环切术疼痛的局部麻醉药。利多卡因通过阻断钠通道来抑制轴突传递。虽然利多卡因在治疗新生儿心律失常和癫痫发作方面也很有用,但就本文而言,重点是其麻醉性质。利多卡因是阴茎背侧神经阻滞疼痛的局麻药,不良反应或生理不良反应最小(Taddio,2001)。与疼痛的生理和神经发育管理的好处相比,使用利多卡因的风险很小。从疼痛管理不良相关的长期神经发育后果来说,支持利多卡因作为包皮环切术疼痛的首选药物(Taddio,2001)。不良反应包括一些婴儿长达4个月的镇痛效果;当观察做过包皮环切术和未做的婴儿接种疫苗后的疼痛反应比较时,发现了利多卡因在婴儿体内长达4个月的滞留止痛这一不良反应。本书推荐利多卡因在新生儿中用于包皮环切术疼痛的控制。推荐的剂量取决于目的和用途。建议见表6.1。

表 6.1　新生儿辅助镇痛剂的使用

药　名	用　途	剂量和用法	不良反应	特殊注意事项
对乙酰氨基酚	解热；轻至中度疼痛	口服负荷量：20～25 mg/kg 维持量：12～15 mg/kg 用药间隔： 足月儿：每 6 h 孕周＞32 周：每 8 h 孕周＜32 周：每 12 h	剂量过大：肝脏毒性；发热；皮疹	
非甾体抗炎药	轻至中度疼痛 PDA（动脉导管未闭）闭合	没有现行的关于疼痛管理的建议	血小板减少；尿量减少	
EMLA 乳膏（利丙双卡因乳膏）	局部止痛	操作前涂抹 1～2 g；用封闭敷料覆盖 60～90 min	灼伤、发红和高铁蛋白血症	
咪达唑仑	镇静、麻醉诱导和难治性癫痫发作	静脉推注：0.05～0.15 mg/kg 至少 5 min 以上 需要时每 2～4 h 重复 口服：0.25 mg/kg 每次	呼吸抑制、呼吸骤停、低血压	不能快速输注
右美托咪定	镇静	负荷剂量：1 mcg/kg 维持剂量：0.5～0.8 mcg/kg		
苯巴比妥	抗惊厥	负荷剂量：20 mg/kg 缓慢 维持剂量：3～4 mg/kg 每天	呼吸抑制	密切关注静脉通路

药　名	用　途	剂量和用法	不良反应	特殊注意事项
劳拉西泮	抗惊厥	0.05~0.1 mg/kg	呼吸抑制	剂量依赖性；中枢神经系统抑制
硫喷托纳	镇静	至多 2 mg/kg；最大剂量：4 mg/kg		
利多卡因	阴茎背侧阻滞	<37 周：0.5 g >37 周：1 g/kg		手术开始前，至少要 5 分钟进行起效时间

（杨童玲）

参考文献

Chrysostomou, C., Schulman, S. R., Castellanos, M. H., Cofer, B. E., Mitra, S., Garcia de Rocha, M., . . . Gramlich, L. (2013). A phase II/III, multicenter, safety, efficacy, and pharmacokinetic study of dexmedetomidine in preterm and term neonates. *Journal of Pediatrics, 164*(2), 276–282. doi:10.1016/j.jpeds.2013.10.002

Haidon, J. L., & Cunliffe, M. (2010). Analgesia for neonates. *Continuing Education in Anaesthesia, Critical Care and Pain, 10*(4), 123–127. doi:10.1039/bjaceaccp/mkq016

Hall, R. W., & Shbarou, R. M. (2009). Drugs of choice for sedation and analgesia in the NICU. *Clinical Perinatology, 36*(1), 15–26. doi:10.1016/j.clp.2008.09.007

Khan, M. I., Walsh, D., & Brito-Dellan, N. (2011). Opioid and adjuvant analgesics: Compared and contrasted. *American Journal of Hospital Palliative Care, 28*(5), 378–383. doi:10.1177/1049909111410298

Pacifici, G. M. (2014). Clinical pharmacology of midazolam in neonates and children: Effect of disease—A review. *International Journal of Pediatrics, 2014,* 20. doi:10.1155/2014/309342

Phan, H., & Nahata, M. C. (2008). Clinical uses of dexmedetomidine in pediatric patients. *Paediatric Drugs, 10*(1), 49–69.

Taddio, A. (2001). Pain management for neonatal circumcision. *Paediatric Drugs, 3*(2), 101–111.

Young, T. E., & Mangum, B. (2009). *Neofax 2009* (22nd ed.). Montvale, NJ: Thomson Reuters.

第三部分

急性和慢性疼痛的非药物治疗

第七章

非药物性方法

蔗糖

口服蔗糖,在疼痛操作前 2 分钟给予口服蔗糖,可稳定足月和早产儿的心率、改善面部运动和降低疼痛评分(Johnson,Stremler,Horton & Friedman,1999)。蔗糖已被证明是安全有效地减轻疼痛的方法,用于足跟末梢采血和静脉穿刺时(Stevens,Yamada & Ohlsson,2004)。有创操作的最佳疼痛管理包括:使用蔗糖和安慰奶嘴(胎儿和新生儿专家委员会和加拿大儿科协会,2007)。在中重度疼痛操作中,蔗糖与其他药物联合使用同样有效。

包裹/提供边界/促进屈曲体位

包裹是指用毛毯或襁褓包裹新生儿以提供边界。图7.1 和 7.2 两种包裹方法的图例说明。

使用其他体位工具可以为早产儿提供边界,如带有

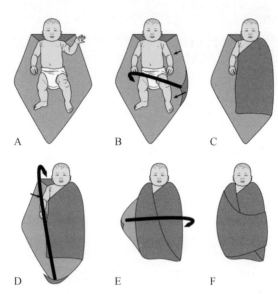

图 7.1 使用毯子和襁褓促进婴儿处于屈曲体位

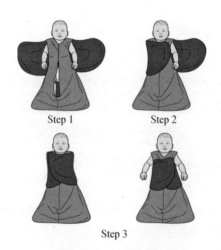

图 7.2 如何使用襁褓包裹

绑带的鸟巢、充满豆子的袋子、亚麻布卷等，如图 7.3 所示。在宫内，胎儿以屈曲的体位生活在安全、有边界的羊膜囊中。出生后的早产儿，应重新为其创造这样的边界避免其肢体没有支撑之处，对环境不知所措从而造成压力。在疼痛操作中，提供早产儿舒适的边界可使其获得安全感。一项针对 40 名极低出生体重儿的研究表明，提供屈曲的体位就可以有效地减轻气道内吸痰过程中的疼痛（Ward-Larson，Horn & Gosnell，2004）。除此之外，还有其他研究表明，提供屈曲的体位可能会降低婴儿对气道内吸引的反应的严重程度（Evans，1992；Taquino & Blackburn，1994）。

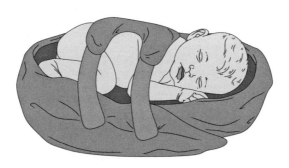

**图 7.3　使用体位摆放辅助工具促进屈曲体位
（比如 Philips 的"Snuggle Up"）**

抚触

抚触的功效及治疗特性已被应用了几个世纪。最近的科学研究已证明抚触具有治疗价值。在 1993 年发表的一项研究中,接受抚触的早产儿血浆皮质醇水平呈持续下降。11 名病情稳定的婴儿被纳入研究,平均胎龄 29 周,平均出生体重 980 g,平均日龄为 20 天。按摩开始前 45 min 及按摩完成后约 1 h 测定血中肾上腺素、去甲肾上腺素、皮质醇水平。皮质醇浓度在按摩后持续下降,而儿茶酚胺浓度没有下降(中位数差异－35.8 mmol/L;95％可信区间:－0.5～－94.0;Wilcoxon 匹配对;Acolet et al.,1993)。最近的一项研究在 59 名早产儿中使用了 Yakson(韩式抚触法)和 Gentle Human 抚触(一项美国技术)。研究人员开始测试接受这些治疗干预的婴儿尿液应激激素和行为。该研究没有发现新生儿压力减少(通过尿液应激激素水平),但确实发现了睡眠状态的增加、清醒和烦躁状态的减少(Im & Kim,2009)。

治愈性抚触、灵性抚触和治疗性抚触是东方流行的触觉减轻疼痛的方法之一,被用于成人,正逐渐在新生儿中应用。

其他新生儿的新疗法包括颅骶疗法,脊椎指压治疗和亚历山大技术。尽管这些技术相对较新,但其中许多技术已经存在很长时间,并在成人人群中已被证明是有效的。

非营养性吸吮

吮吸是胎儿发育的少数几种原始反应之一。它源自本能的需要;婴儿需要通过吸吮获取食物,从而生存。非营养性吮吸是安抚婴儿的一种方式,可以在引起轻微疼痛的过程中作为一种安慰措施(或者结合其他措施治疗更严重的疼痛)。这也是一种简单现成的方法。非营养性吮吸,包括使用安抚奶嘴或戴着手套的手指,是一种应对疼痛的方式。

皮肤接触/袋鼠式护理

袋鼠式护理的出现已有几个世纪;大量研究提出袋鼠式护理既提供母婴的舒适,也减少新生儿由疼痛引起的压力。2013 年发表的一项研究中,106 名接受肌肉注射维生素 K 的足月新生儿随机分为两组,接受肌内注射期间一组新生儿给予皮肤接触,另一组放置于辐射台。研究人员发现,皮肤接触组的疼痛反应和哭泣时间显著减少(Abeling & Thacker,2013)。这种做法有利于父母赋能和参与,有助于建立亲密关系,并且在婴儿稳定时几乎没有风险。其他研究也得出更多相关的证据。2014 年发表的一项 Cochrane 对 19 项关于皮肤接触效果的研究综述,结果显示,其对疼痛生理指标(大多数情况下是心率)方面没有显著影响,但在某些情况下,行为指标确实有所改善(Johnston et al.,2014)。这篇综述说明了一个事实,非药物性的疼痛管理法并不能预防或减少疼痛,其目标是减少新生儿的压力和焦虑,这样婴儿就能更少地受到疼痛刺激的影响(图 7.4)。

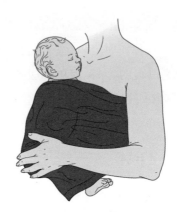

图 7.4　皮肤接触或袋鼠式护理

母乳喂养

经口喂养的婴儿在经历疼痛时可以从母乳喂养中受益,因为吸吮带来了舒缓的感觉,同时母乳中含有天然的具有镇静作用的糖和激素,所以经口喂养的婴儿可以通过吮吸母亲的乳房来缓解疼痛。亲母母乳喂养时可为新生儿提供安抚、母亲温暖与舒适的怀抱,听到母亲有节奏的心跳以及闻到母亲的气味。母乳中含有的催产素是"自然界的吗啡",具有镇痛作用。

因此,在轻度疼痛的治疗过程中,如足跟穿刺采血时,母乳喂养是很好的镇痛方法,但要注意婴儿的胎龄和经口摄入能力。胎龄＜34 周早产儿,学习协调喂养的过程中充满了压力,此时不应将喂养与引起疼痛的操作结合在一起。此方法适合用于已经成功建立母乳喂养的稳定新生儿。

减少刺激

减少环境中过多的背景刺激，例如过量的光线和声音。减少环境刺激可以帮助经历疼痛操作的婴儿平静下来，并将应激反应最小化。

音乐、声音

2014 年的一项研究发现，当母亲与婴儿皮肤接触并唱歌时，有利于婴儿自主神经的稳定性，并减少母亲的焦虑（Arnon et al.，2014）。

运动

疼痛操作时，摇晃和摆动婴儿等动作并不实用。对于患有慢性疼痛、绞痛、疼痛性反流等的婴儿来说，运动可能是一种有用的分散注意力的方法。在疼痛操作完成后，运动可能有助于使婴儿平静下来，减少压力反应。

针灸/推拿

针灸和穴位按压是中国和世界其他地区数千年缓解疼痛的古老方法。针灸是把微针放在身体特定的经络或穴位上（指压是在这些相同的部位施加压力）。近期已完成许多此类治疗方法疗效的科学研究，但在新生儿人群进行的研究较少。2010 年发表的一项研究中，97 名收治于 NICU 的围产期合并脑损伤的患儿被纳入了一项针灸与康复对照试验，随访结果显示，婴儿34个月时的身心发育均得到改善（Cao，Hu & Tan，2010）。2011年另一项回顾性研究，旨在显示住院患儿中应用针灸的可行性、安全性和潜在治疗效果，以尽可能减少患儿应用镇静和镇痛药物（Gentry，McGinn，Kundu & Lynn，2012）。研究虽然没有得到强有力的因果关系，但研究发现针灸解决了部分婴儿长期躁动和喂养的问题，在重症监护环境中应用具有良好的耐受性和可行性（Gentryet et al.，2012）。

注意

本书并不认为蔗糖是一种药物。关于蔗糖是药物治疗还是非药物治疗方法存在争论。所有的治疗方法应用时均需采取必要的预防措施，并密切监测患者。

（李丽玲）

参考文献

Abeling, B. A., & Thacker, A. D. (2013). The impact of kangaroo care on pain in term newborns receiving intramuscular injections. *Journal of Obstetric, Gynecologic, & Neonatal Nursing, 42*, S89. doi:10.1111/1552-6909.12182

Acolet, D., Modi, N., Giannakoulopoulos, X., Bond, C., Weg, W., Clow, A., & Glover, V. (1993). Changes in plasma cortisol and catecholamine concentrations in response to massage in preterm infants. *Archives of Disease in Childhood, 68*, 29–31.

Arnon, S., Diamant, C., Bauer, S., Regev, R., Sirota, G., & Litmanovitz, I. (2014). Maternal singing during kangaroo care led to autonomic stability in preterm infants and reduced maternal anxiety. *Acta Paediatrica, 103*, 1039–1044. doi:10.1111/apa.12744

Cao, W., Hu, M., & Tan, L. (2010). Effect of combined acupuncture and rehabilitation on high-risk infants with perinatal brain injuries. *Journal of Acupuncture and Tuina Science*, 8(4), 222–225. doi:10.1007/s11726-010-0412-1

Evans, J. C. (1992). Reducing hypoxemia, bradycardia, and apnea associated with suctioning in low birthweight infants. *Journal of Perinatology*, 12, 137–142.

Fetus and Newborn Committee, & Canadian Paediatric Society. A Joint Statement with the American Academy of Pediatrics and the Fetus and Newborn Committee, Canadian Paediatric Society. (2007). Prevention and management of pain in the neonate: An update. *Paediatrics & Child Health*, 12(2), 137–138.

Gentry, K. R., McGinn, K. L., Kundu, A., & Lynn, A. M. (2012). Acupuncture therapy for infants: A preliminary report on reasons for consultation, feasibility, and tolerability. *Pediatric Anesthesia*, 22, 690–695. doi:10.1111/j.1460-9592.2011.03743.x

Im, H., & Kim, E. (2009). Effect of Yakson and Gentle Human Touch versus usual care on urine stress hormones and behaviors in preterm infants: A quasi-experimental study. *International Journal of Nursing Studies*, 46(4), 450–458.

Johnson, C. C., Stremler, R., Horton, L., & Friedman, A. (1999). Effect of repeated doses of sucrose during heel stick procedure in preterm neonates. *Biology of the Neonate*, 75, 160–166.

Johnston, C., Campbell-Yeo, M., Fernandes, A., Inglis, D., Streiner, D., & Zee R. (2014). Skin-to-skin care for procedural pain in neonates. *Cochrane Database of Systematic Reviews*, 1, CD008435. doi:10.1002/14651858.CD008435.pub2

Stevens, B., Yamada, J., & Ohlsson, A. (2004). Sucrose for analgesia in newborn infants undergoing painful procedures. *The Cochrane Database of Systematic Reviews*, 3, CD001069.

Taquino, L., & Blackburn, S. (1994). The effects of containment during suctioning and heelstick on physiological and behavioral responses of preterm infants. *Neonatal Network*, 13(7), 5.

Ward-Larson, C., Horn, R., & Gosnell, F. (2004). The efficacy of facilitated tucking for relieving procedural pain of endotracheal suctioning in very low birthweight infants. *American Journal of Maternal Child Nursing*, 29(3), 151–156.

第八章
发育方面的考虑

为新生儿重症监护病房(NICU)的新生儿提供全面和安全的护理,必须考虑发育问题。在评估和支持生理功能、生长和肌肉骨骼生长时,发育方面的考虑不仅是必要的,而且还会影响正常的神经发育结果和疼痛缓解。考虑大脑成熟度和神经支配情况时,新生儿胎龄越低,其神经系统越脆弱。为了确保任一胎龄出生的新生儿都有良好的预后,预防异常的神经元通路至关重要。有许多详细描述新生儿正常神经元发育中断导致的短期和长期后遗症的研究(Evans,2001;Grunau,2013;Grunau,Holsti & Peters,2006)。促进医疗保健团队的行为和干预措施,减少负面刺激,通过一些必要的方法支持婴儿,可以促进新生儿更好的预后。发展这种保健方法对所有卫生保健工作者和家庭都是必要的。

新生儿每24小时经历多达74次的痛苦经历。这个数字随着胎龄的降低而增加,孕周24周的新生儿母婴分离的情况下,每24小时可能经历150次以上的痛苦经历。无论是在子宫内还是早产,神经系统的发育都沿着固定的轴线进行,5 岁前神经元突触连接和髓鞘形成都不完整。在 23～34 周出生的婴儿,重新建立应对刺激的反应的正常神经通路的风险最大。对疼痛刺激的识别和反应的发展过程受到干扰会产生短期和长期的影响,从而改变婴儿的一生(Grunau,2013)。

大脑的发育分为 5 个阶段,从妊娠的前 8～16 周细胞增殖开始,到髓鞘形成,一直持续到成年期(Kenner & Lott,2003)。增殖始于神经元和神经胶质细胞的产生,它们在保护和滋养神经元的同时,指导神经细胞的正确迁移。迁移发生在妊娠 12～20 周期间,此时神经元开始迁移到大脑皮质进行分化。突触发生开始于妊娠 8 周,是神经元细胞在增殖和迁移过程中建立连接,然后组织并形成不同功能的过程。组织功能从 24 周左右开始,一直持续到成年期。在这一阶段,经验输入和环境的影响将增加或减少突触连接,而神经胶质细胞的数量将增加,以滋养发育中的神经元细胞。组织阶段是神经元细胞的特殊功能和作用的连接阶段。最后一个阶段,髓鞘形成,在妊娠 24 周左右开始,并持续到成年期。在髓鞘形成阶段,神经元细胞被脂蛋白壳覆盖,有助于促进神经元冲动的传导(Kenner & Lott,2003)。

所有的刺激经历和环境影响都有巨大潜力来改变婴儿神经肌肉和神经发育的状态。负面刺激、疼痛刺激、长期暴露于有害刺激以及缺乏正性反馈都会改变大脑神经元组织的固有连接。考虑到感官系统与大脑发育的同步发展,临床医务工作者正在努力地了解环境对脆弱的新生儿的发育结果的影响。

不论出生时的胎龄大小,感官系统都是以顺序的、有序的方式发育。出生后发育和成熟继续程序化、阶段性进行,如果婴儿没有得到很好的保护,宫外生活环境只会产生负面影响。妊娠8周触觉系统开始发育,12周时功能发育完全。触觉系统在脚、手和口周组织中最成熟、最敏感。因此,医疗保健工作者在为早产儿提供护理的过程中遇到了难题(Kenner & Lott,2003)。许多负面刺激集中在足跟采血和口周区域例如气管插管和经口插胃管。

接下来是前庭系统,在妊娠10~14周后就可以发挥作用了。味觉、嗅觉随后发育,听觉系统在妊娠19~25周发育完成,视觉系统最后发展,直到出生后1年结束才完全成熟。视觉系统在妊娠20周左右开始发育,直到妊娠38周胎儿仍在子宫内时才具有功能性。胎儿只有在睁开融合的眼睑,具备向大脑发送刺激反应的能力时视觉系统功能才开始加速发育。缺乏子宫的环境,聚焦、瞳孔收缩和视觉灵敏度的发育不会加速(Grunau et al.,2006)。

通过对大脑发育顺序的基本了解,更深入地了解了环境压力源和刺激如何改变正常发育过程。在对脆弱新生儿进行护理评估、社会互动和医疗干预时,需要考虑诸多因素,以确保保护脆弱且不断发育的神经系统,以获得最佳预后。正常发育过程中的任何干扰都会给婴儿带来负面的、不愉快的感官体验，从而增加疼痛的风险，因此需要掌握疼痛的管理知识。

新生儿反复暴露于 NICU 常规护理和操作的疼痛和压力中，短期影响包括对周围神经，脊髓和脊髓上神经内分泌的功能和神经发育（Whit Hall & Anand，2005）的影响。在经历疼痛的婴儿中生理稳定性的改变很常见，例如氧饱和度下降和心动过缓发作。未被干预的疼痛对发育的影响可以持续一生，因此，对于疼痛应早期干预。

疼痛和压力对新生儿的长期影响包括永久的异常的疼痛阈值，焦虑症、注意力缺陷障碍和（或）夸张的惊跳反射等（Whit-Hall & Anand，2005）。在生命早期神经元通路的改变会导致大脑发育异常，对疼痛刺激反应异常，疼痛反应延迟或神经系统对疼痛无法识别会让婴儿处于危险中。无法识别疼痛或对疼痛做出反应使婴儿面临未来潜在的灾难性伤害的风险，例如如果发生糖尿病，足部损伤会导致严重感染。在 34 周之前出生的儿童中焦虑症的发生率增加，父母报告称在新生儿重症监护病房（NICU）的日常活动中，疼痛管理非常有限（Whit-Hall & Anand，2005）。这些改变和异常的神经发育会影响肌肉发育，影响生长发育的需要，影响成年后的生活。

无论胎龄多少，所有婴儿的发展定位和疼痛管理实践，必须首先注重促进休息和睡眠。在操作或治疗期间和之后给患儿提供边界，通过集束化护理减少不必要的刺激,并促进家庭参与护理团队,有助于确保婴儿睡眠尽可能不受干扰。促进基于暗示的评估和喂养护理,使照护者能根据婴儿的暗示与其互动。我们在对婴儿进行操作、干预和互动前,了解并尊重婴儿的睡眠和行为状态有助于确保婴儿为此做好准备。最终目标是提供一个尽可能模拟子宫的环境,以促进最佳的神经发育和预后,对于小胎龄的新生儿应更加谨慎和关注。

胎龄 24~28 周的新生儿的发展定位和疼痛管理实践应注意,通过集中护理,减少重力和环境的影响,优先保证睡眠和休息。提供边界和襁褓以促进中线位置,屈曲体位,从而促进正常的神经肌肉发育。限制光照,控制噪音,并通过适当的水合和湿度维持皮肤水分和体液平衡,有助于维持中线位、促进神经发育和重建子宫内环境。我们的目标是尽最大可能将婴儿置于最接近宫内的环境。重力是一种不利于肌肉骨骼发育和减轻疼痛的力量。疼痛管理实践应优先考虑减少压力源和干预措施。集中式护理、鼓励父母参与,进行肌肤接触、提供初乳口腔护理以及限制环境压力将减少负面体验,从而减少疼痛暴露(Kenner & McGrath,2004)。帮助安置体位的工具,例如软毯卷,提供边界和包裹,但不是制造障碍。请记住,子宫是有弹性的——对于这个胎龄来说,使用泡沫、凝胶和垫子来减轻重力的影响是必不可少的。最初的 48~72 小时,使用体位辅助工具有助于保证头部中线位。边界为双脚,肩膀和臀部的弯曲提供支撑,即使是插管的新生儿,也鼓励手傍口位——创造类似于宫内的环境。考虑对远期预后的影响,在这个胎龄,对侵入性或长时间的操作需选择使用蔗糖和镇痛药物。

对于孕 27～31 周早产儿的发展定位和疼痛管理实践,应集中在控制光线和噪音刺激,同时努力减少外部刺激并抑制重力的影响。继续使用体位辅助促进中线体位,使臀部和肩部内收;促进生理屈曲是很必要的,因为这是神经元发育的组织阶段。促进大脑的组织以及连接,限制负面刺激带来的影响。包裹、中线位、肩部和臀部的屈曲以及舒适度在这个发育阶段是至关重要的。使用体位辅助工具、限制声光刺激和集中式护理是必不可少的。对家庭的教育继续侧重于适当的提供照护、互动,鼓励以适于其发育的方式建立联系。

对于孕 32～35 周新生儿的发展定位和疼痛管理实践,重点将新生儿纳入宫外环境,使其熟悉和适应养育的环境。过渡到开放式婴儿床,增加更多的声音和光线暴露,给临床医务人员带来新的挑战。练习循环照明以促进昼夜节律的建立并限制白天光照时间,将有助于婴儿适应外界环境。继续通过襁褓提供边界支持、促进突触连接和髓鞘化,以实现顺利转换(Kenner & McGrath,2004)。在这个孕周可以引入奶瓶喂养和吸吮乳房,这种刺激对婴儿来说应该是一种愉快的喂养体验,并为母亲带来积极的感受。鼓励父母与婴儿进行积极的互动,对于建立愉快和互动很重要。

对于孕 34～40 周的新生儿的发展定位和疼痛管理实践,应考虑年龄范围,接近 34 周的婴儿仍需要支持和保护视力发育。光照保护仍然是这个胎龄视觉系统结构脆弱、未发育完善的重点。噪音也是一个考虑因素,虽然接近 40 周大的婴儿能够更好地处理噪音刺激,但提供更安静的环境有利于保证髓鞘形成和突触的正常发育过程。随着婴儿接近 40 周胎龄(实际或校正),不需要考虑神经元细胞的增殖,但关注神经自己的正常发育仍然是最重要的。

发展定位方法不仅有助于疼痛管理和舒适,也促进神经系统的正常发育以减少长期后遗症。每种定位方法都有其独特的影响,从手口接触开始,并结合其他几种方式。

简单屈曲是一种使用体位辅助工具或者用手摆放好婴儿的体位,有利于促进手口行为、镇静是一种非药物疼痛管理的方法。把手放在新生儿的头部,将其脚和腿向腹部内收,促进中线位并提供边界。简单的屈曲方法也被称为手包裹法(图 8.1)。

边界,例如毛毯卷和其他支撑体位的产品,为新生儿提供人工子宫环境,促进中线位和手口接触行为,无论胎龄大小,使用软毛毯卷都可以促进类似于子宫内自然发生的肌肉骨骼系统的塑形。有效的边界促进屈曲和中线位,褪裸可以提供边界和保暖,减少无关运动,促进屈肌肌力的发育,并支持神经肌肉的发育,这也是一种减轻疼

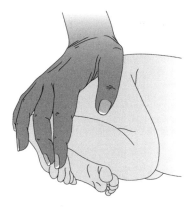

图8.1 简单屈曲体位的婴儿

痛的干预方法（Kenner & McGrath，2004）。边界是促进良好的神经肌肉发育的一种重要的治疗方式。通过重建类似于子宫的环境，支持连续发育，这有助于抵消婴儿在生后的最初几周内生存的临床环境中的负面刺激（图8.2）。

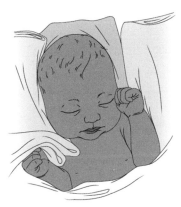

图8.2 包裹中的婴儿（毯子提供边界）

俯卧位有许多医学上和发育上的好处。医学上的优点包括更好的氧合和通气,更好的胃排空,减少反流,降低误吸风险,减少能量消耗,更好的睡眠,哭闹少,睡眠呼吸暂停少(Kenner & McGrath,2004)。俯卧位的发展益处包括促进屈肌张力的发育、手口活动、主动颈部伸展、抬头和前臂支撑,应对机制也得到改善。俯卧位确实会干扰婴儿的社交,因为它会影响婴儿眼神交流能力的发育。胎龄在23~43周的婴儿,俯卧位的医疗和发育益处可使其能力大于实际胎龄(图8.3)。

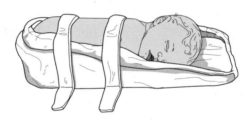

图 8.3 俯卧位中的婴儿

仰卧位的优点包括更容易获得照护,减少足月儿猝死综合征(sudden infant death syndrome,SIDS),更易于促进新生婴儿视觉探索和社交。仰卧位可以减少侧卧位的侧头扁平,但容易导致扁头畸形。仰卧位可以促进头部、颈部和肩部的伸展,安置体位时必须考虑(图8.4)。

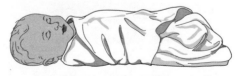

图 8.4 仰卧位中的婴儿

　　侧卧位比俯卧或仰卧位提供更好的胃排空,鼓励头部和四肢中线位,促进手对口行为,以及避免了四肢的外旋(Kenneth & McGrath,2004)。侧卧位通过促进氧合作用减轻肺部疾病症状。侧卧需要确保肩膀是圆形的;上臀部和肩部保持略微前倾,以减少下臀部的负重(图 8.5)。

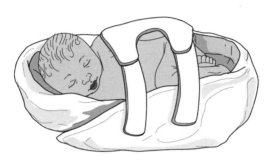

图 8.5　侧卧位中的婴儿

　　新生儿重症监护室、普通病房、家庭的发育支持护理应一致,对于确保最佳的神经预后和零疼痛很有必要,减轻疼痛是最重要的问题。当将发育相关的护理原则与胎龄的考虑相结合时,可以达到最佳的预期结果,可以控制或消除疼痛。疼痛反映了过度刺激带来的感官体验,在任一病房只要遵循发育支持护理指南,就可以控制和减少疼痛。建立照护策略包括减少有害刺激,促进屈曲体位,为新生儿提供正确的全面的护理至关重要。

（黄盼盼）

参考文献

Evans, J. C. (2001). Physiology of acute pain in preterm infants. *Newborn and Infant Nursing Reviews, 1*(2), 75–84. doi:10.1053/nbin.2001.25302

Grunau, R. E. (2013). Neonatal pain in very premature infants: Long-term effects on brain neurodevelopment, and pain reactivity. *Rambam Maimonides Medical Journal, 4*(4), e0025. doi:10.5041/RMMJ.10132

Grunau, R. E., Holsti, L., & Peters, J. W. (2006). Long term consequences of pain in human neonates. *Seminars in Fetal and Neonatal Medicine, 11,* 268–275.

Kenner, C., & Lott, J. W. (2003). *Comprehensive neonatal nursing: A physiological perspective* (3rd ed.). St. Louis, MO: Saunders.

Kenner, C., & McGrath, J. (2004). *Developmental care of newborns and infants: A guide for health professionals.* St. Louis, MO: Mosby.

Whit-Hall, R., & Anand, M. B. (2005). Short- and long-term impact of neonatal pain and stress: More than an ouchie. *NeoReviews, 6*(2), e69–e75. doi:10.1542/neo.6-2-e69

第四部分

综合治疗方法

第九章

多学科合作方案

医生、注册护士、医生助理、高级实践护士，以及最重要的家庭成员所组成的多学科团队有责任为所有患儿提供全面的疼痛管理。考虑每个团队成员在减轻婴儿疼痛和提供舒适感方面的作用，促进团队成员之间的沟通，是实现婴儿最佳结局的基本条件。团队中的每个成员都有独特的视角，并有责任识别疼痛，针对存在的疼痛提供干预措施。但是如何提供沟通技巧是一项挑战。首先，在讨论沟通技巧之前，必须确定每个人的角色和责任。

医学层面

内科医生、新生儿专家和儿科医生，包括儿科轮转病房的住院医生，无论是在新生儿普通病房还是新生儿重症监护室（NICU），都有义务和责任对婴儿进行医疗管理。其主要职责是新生儿生理功能的医学管理和疾病的管理。医师团队给出指导干预的纸质或电子医嘱。理想情况下，医生应对婴儿进行从头到脚的全面评估，并对婴儿的生理状况有第一手的了解和掌握。医生在减轻新生儿疼痛方面的关键作用是发现疼痛和管理疼痛（Boyle & McIntosh，2004）。

同样，医生助理和高级实践护士的角色与医生相似。婴儿生理稳定性的医疗管理主要由医师助理和高级实践护士负责。每个人还提供纸质或电子形式的维持生理稳定性的干预措施清单，以指导和支持团队的干预活动。

护理层面

注册护士的主要职责是评估婴儿的生理系统以及干预和治疗的效果、管理和监测药物以及家庭教育。全面的从头到脚的评估是必要的，以监测干预措施的效果，并采用纸质或电子记录评估结果。注册护士在减轻新生儿疼痛方面的主要作用是识别、评估、报告、实施、管理非药物和药物干预措施，以及评估干预措施的效果。

家庭层面

家庭的作用是为新生儿提供支持和代言。新生儿无法独立表达担忧或需要，只能依靠家庭来表达自己的需求。家庭有责任为婴儿提供充分和安全的照顾，同时在可能需要进一步支持时提出请求。家庭是识别疼痛并向医护人员报告的关键，因此是团队的不可分割的部分（Friedrichs，Young，Gallagher，Keller & Kimura，1995）。家庭在减轻新生儿疼痛方面的作用是发现婴儿的疼痛表现并报告、支持疼痛干预措施。

沟通是关键

团队中每个成员的关键职责是沟通。团队中的每个成员都有责任与新生儿的照护者协作和沟通（图 9.1），而婴儿是互动的主要焦点。通常情况下，团队中一个或多个成员之间的沟通不畅会导致误解，管理疼痛时婴儿会得不到足够的支持。团队中的每个成员不仅要了解彼此角色，而且要找到一种有效沟通的方式，这是至关重要的。由新生儿和儿科组成的疼痛管理工作组最近发表的一份声明表明，对所有不能进行言语表达的患儿来说，多学科方法是必要的（Herr et al.，2006）。全国新生儿护士协会为新生儿疼痛评估和管理提供了指南，并指导卫生保健工作者采取跨学科的协作来识别和管理新生儿疼痛。（Walden & Gibbins，2008）

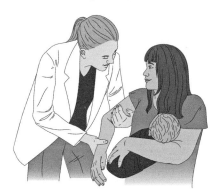

图 9.1　家庭应与卫生保健部门团队成员进行沟通

促进有效沟通的方式包括教育、案例研究、任务讨论和疼痛委员会,对医护人员和家庭成员的教育是管理新生儿疼痛的关键。Walden 和 Gibbins(2008)建议,所有在 NICU 工作的护士都应该在聘用时接受疼痛评估和管理方面的教育和能力验证,并在整个聘用期间定期进行培训。教育内容至少应包括疼痛传递、调节和感知的解剖学和生理学,以及疼痛的生理学和行为学指标。对注册护士的疼痛管理教育应包括非药物干预方法、药物干预方法、特殊操作技术和临终疼痛管理(Walden & Gibbins,2008)。教育内容还包括指导如何识别不同胎龄和发育阶段疼痛的差异。同时也有必要对安全用药和药物不良反应有充分的了解。教育对象还应包括家庭,指导其疼痛评估和疼痛管理的能力,使他们能够参与其中。教育应包括记录疼痛的结果和干预的效果。最后,教育应包括如何提高与跨学科团队就婴儿评估和干预状况进行沟通的能力(Walden & Gibbins,2008)。

如何提高教育水平

医生团队的教育应侧重于婴儿在妊娠期和发育阶段的生理和行为表现。教育着重了解能够改变婴儿疼痛症状的潜在因素。关注不良疼痛管理的长期影响将有助于医生理解对所有胎龄的婴儿都需要进行疼痛管理的必要性(Schultz,Loughran Fowlds & Spence,2009),评估、适当的干预和干预后评估都是教育的必备要素。与家庭和跨学科团队的沟通技巧也是教育和年度能力评估的重点。

案例研究作为学习的一种工具

案例研究是跨学科协作和学习的重要工具。使用当前、过去或虚拟患者的案例研究是一种没压力、非正式的方法,能够让团队成员一起回顾疼痛管理的症状、干预措施和结果。案例研究促进团队合作和沟通技能(Bradshaw & Lowenstein,2014)。医学研究所(Institute of Medicine,IOM)建议对实践指南和患者结果进行跨学科系统审查,以促进质量改进和改善患者结果(Newhouse & Spring,2010)。案例研究促进了卫生保健工作者的批判性思维、解决问题的能力和决策能力,这与 IOM 关于促进质量改进的建议相一致。对案例研究中呈现的事件进行系统回顾,可以促进交流,从而了解患者的情况、理解患者的情况与理论上存在的差距。

促进批判性思维、解决问题和决策技能以及沟通技巧的案例研究的要素包括问题或情况、患者场景、每个参与者的贡献、解决方案的优先级、解决方案的实施和结果。以中立的形式进行问题或情况的陈述,从而对情况、背景和情景评估,不需要考虑不同学科或结果。它要求对事件和环境进行简单、直接、公正的说明。然后,可以陈述和回顾每个学科的建议和对结局所做的贡献,理想情况下不需要其他学科的意见或评论。在报告事实时保持中立,将促进合作,而不会造成障碍或对某一特定学科承担责任,严格保持信息的真实性是关键。

一旦所有重要的信息都被呈现出来并被在场的所有成员所理解,就可以进行一个小组讨论,讨论每个学科认为优先考虑的问题。但是要注意明智的做法是让一个没有偏见的第三方参与进来,以确保讨论的有效性,不要指责,因为讨论的目的是提高质量,而不是指责,尤其是在审查疑难案例时。理想情况下,为了培养沟通技能,对案例研究不熟悉的小组刚开始时应该选择患者结局好的案例。

一旦确定了每个学科的优先级,就可以开始讨论解决方案的建议的优先级。这些建议应有循证结果或者已有文献证明,而不仅仅是基于从业者的经验。通过循证研究,采用 IOM 的通过应用循证研究促进最佳实践和建立护理标准的关键的建议,将已实施的干预措施与循证研究进行比较,可能是克服障碍、减少沟通差距和推动实践达到证据支持的标准的关键。回顾已实施的干预措施获得的反应和结果,可以为未来患者的结局改善提供强有力的保证。从任何有贡献的学科中找出知识差距,并合作克服这些差距不仅能提高患者的治疗效果,还能促进团队合作和沟通。

案例研究是一种有用的、富有成效的工具,可以在特定的环境中提高批判性思维能力和回顾性沟通技巧。口头汇报以更为简洁更实时的方式实现类似的过程。口头汇报是照护提供者之间的讨论,包括在特定事件发生后共享和检查信息。医疗保健研究和质量署(The Agency for Healthcare Research and Quality,AHRQ)提供了全面的工具和支持,以促进医疗保健沟通,促进患者安全,响应 IOM 改善患者结果。口头汇报是 AHRQ 提供的一种通过 TeamSTEPPS 倡议的工具,而这个倡议是以促进患者安全为唯一目标的循证计划(AHRQ,n.d.)。

任务汇报

AHRQ 通过 TeamSTEPPS 计划创建的任务汇报清单,涵盖了 9 个审查要素。这种系统的、有组织的审查应包括与审查情况密切相关的所有人员,包括家长。任务汇报工具的要素包括沟通问题、任务协助、资源和流程改进要素,包括哪些进展顺利,哪些需要调整。在考虑处理新生儿疼痛时,使用任务汇报工具是一种有效的方法,可以让团队的所有成员都参与进来。

在新生儿期的每次疼痛后,都可以进行一次汇报,回顾 9 个要素,以促进未来对疼痛的处理有更好的结果。将所有团队成员纳入进行回顾,确定沟通是否清晰:每个人是否都了解自己在减轻疼痛方面的角色和责任? 是否有方法来减轻痛苦,如果有,是否成功? 下一次发生疼痛时处理上有什么变化吗? 任务汇报简单、全面、及时,可以促进患者预后。任务汇报可以非常有效地让团队的所有成员都参与进来,以客观的方式促进沟通,并关注患者。

任务汇报清单

团队应在任务汇报过程中回答以下问题：

1. 沟通清楚吗？

2. 是否了解角色和职责？

3. 是否一直对情况保持了解？

4. 工作量分配是否公平？

5. 是否请求或提供了任务援助？

6. 是否犯了错误或避免了错误？

7. 资源是否可用？

8. 哪些进展顺利？

9. 哪些需要改进？

（改编自 AHRQ 网站。）

疼痛委员会层面

疼痛委员会是另一种促进跨学科合作并与 IOM 建议保持一致的方法，同时关注患者的预后。疼痛委员会应该包括每个学科的一名负责减轻新生儿疼痛的小组成员——医生、高级执业护士、注册护士、药剂师和家长。每个成员在制定个体化疼痛管理计划方面应该具有同等的发言权。团队中的每个成员都有宝贵的见解和经验。疼痛委员会应定期开会。疼痛委员会除了有助于制定针对新生儿的个体化疼痛管理计划以外，还应该开展更广泛的活动。

作为委员会的成员，每个人都应具备疼痛管理策略和组织理念的工作常识。委员会应负责制定、实施和维护所有驱动患者参与疼痛管理的策略。委员会应该有一个方法和流程向所有新家庭和新员工传达政策。一旦制定了这些政策、制定了传达这些政策使用的语言,委员会可以努力地制定目标。

疼痛委员会的目标应包括确保委员会的目标与机构的愿景和使命相一致;委员会必须有一个对目标和结果进行系统审查的程序。委员会目标需符合机构的愿景,并确保机构的支持,鼓励所有成员遵守委员会规定的原则。系统性检查过程确保改进是一个持续的过程,确保护理标准得到遵守,并确保每个成员在减轻新生儿疼痛方面的责任。

疼痛委员会的主要职责是向所有负责使用药物和非药物干预措施,评估和减轻新生儿疼痛的医护人员提供信息。当考虑药物学干预时,跨学科协作十分关键。药剂师接受过药物动力学和药效学方面的教育。医师、医师助理和高级实践护士也对药物的生理作用有基本的了解。这些专业人员的合作对于疼痛的综合治疗是必不可少的。

护理人员和家长对婴儿在疼痛评估过程中出现的行为和生理暗示有着深刻的理解和了解,是团队不可或缺的一部分。作为干预措施的主要评估者和提供者,护士和家长的参与有助于制定全面的,成功的疼痛管理计划。家长和护士负责提供疼痛管理的非药物干预措施,作为委员会成员,他们对这些干预措施的理解以及正确使用至关重要。

同时，委员会的每个成员都应该了解药物和非药物干预的可用性、效果和使用时机。对机构内可用药物的了解可以让团队成员对疼痛缓解做出更快的反应。对药物作用的了解有助于直接照顾者和父母进行更好的后续评估。适当使用非药物干预措施可以实现对干预措施的协同作用。疼痛委员会有责任确保每个成员了解现有的、可用的新生儿疼痛管理方法。

疼痛委员会所有成员的主要责任在于持续提供最佳实践证据、为卫生保健人员制定教育计划、流程改进策略，以及与所有成员的合作。纳入家庭共同制定个性化的护理计划和干预措施。该委员会需要与家庭合作，了解疼痛管理的精神和文化信仰，并制定适当的、个性化的计划。委员会应用全面的知识和流程为每个家庭提供高质量的、个性化的疼痛管理方法并改善结局（Joint Commission Resources，2003）。

沟通技术是支持疼痛委员会的一个元素，促进任务汇报的好处，并有利于所有团队成员的教育。良好的沟通技巧也能促进家庭参与，提高患者对于护理以及疼痛管理的满意度。良好沟通技巧要求了解沟通过程的3个步骤，即发送方，信息本身和接收方。接收者需要完全理解发送者想要传达的信息才能进行沟通。沟通主要包括发送者想说的话，发送者实际说了什么，接收者听到了什么以及他或她认为自己听到了什么。必须确保人们掌握沟通的过程,能够正确表述婴儿疼痛的相关信息、控制疼痛的方法以及婴儿对干预措施的反应。

卫生保健工作者可以利用技术或流程来促进良好的沟通,从而保证信息沟通的全面性和完整性。AHRQ推荐使用循证工具,如呼出和接收验证,以确保发送者想要发送的消息是接受者收到的消息。呼出确保所有团队成员同时接收信息,同时帮助所有团队成员预测下一步;它们还承担指导特定人员执行特定任务的责任(AHRQ,n.d.)。接收形成沟通的闭环,确保发出的信息能够被理解。信息接收方需要重述发送方发送的信息以进行验证,发送方需要重申该信息来确认信息传递正确。这些沟通的方法可以减少误解,促进合作,并支持最佳实践。减少误解和错误的信息传递是促进新生儿疼痛管理的基础,尤其将父母纳入疼痛管理时。

可以教给家庭相关技术,以便他们可以表述婴儿疼痛的症状,为家长报告调查结果创造一个安全的环境至关重要。确保克服语言障碍是创造安全环境的第一步。提供具有普遍性的工具将有助于鼓励家庭合作和交流评估结果。教育家庭了解婴儿的行为暗示,如何在一个没有威胁性和支持性的环境中交流这些观察到的结果,有助于建立一种团队护理方法和一种信任关系。教家庭如何接收和验证信息,确保卫生保健工作者完全理解家庭使用的交流工具,以促进更好的疼痛管理。教育家庭关于新生儿的疼痛行为暗示,是创造一个信任和安全环境的必要步骤,同时使用通用语言和报告工具,将有助于家庭向医疗团队沟通疼痛症状。

多学科团队进行新生儿的疼痛管理是新生儿获得最好结局的必由之路。所有学科之间的合作,各个学科了解各自在减轻疼痛方面的作用,以及高质量沟通过程,能够共同促进新生儿的最佳结局和最佳疼痛管理。对医护人员和家庭进行教育、利用案例研究进行教育和流程改进、设立疼痛委员会和听取汇报的重要性不容忽视。下面是一个例子,说明在一个跨学科团队的汇报会议中,良好的沟通技巧如何促进过程改进,从而为未来的婴儿更好地进行疼痛管理。

良好的沟通技巧

场景 1

患儿 A,出生胎龄 40 周,生后 36 h,阴道分娩,胎粪黏稠,因呼吸窘迫和疑似右侧气胸被送入新生儿重症监护室。生后 42 h 放置 5 号的胸导管。置入胸导管后,婴儿的母亲和父亲在床边试图安慰婴儿,婴儿面容痛苦,心跳加快至 180 次/分,呼吸 45 次/分,有哭闹。母亲和父亲都坚持说婴儿感到疼痛,并反复询问护士有没有止痛药可以帮助婴儿停止哭泣。照顾婴儿的护士告诉父母,婴儿在置入胸管时服用了止痛药,婴儿很快就会平静下来。母亲开始哭泣,父亲很不高兴。父亲坚持让医生来看宝宝,并要求与主管护士谈话。医生来到床边,给出静脉注射止痛药的医嘱,护士随后给予患儿相应剂量的止痛药。10 min 内,婴儿心率为 160 次/分,呼吸 30 次/分,面部表情平静。当母亲握住婴儿的手时,婴儿睡着了。父亲坚持要和主管护士、医生和床位护士谈话。NICU的护士长安排了一个家庭会议,地点在病房内远离床边的会议室,时间为 1 h 内。以下是团队进行的汇报情况,使用了前面介绍的汇报清单。

护士长询问家人是否觉得自己和医疗团队之间的沟通很清楚。

护士长理解确保和促进卫生保健团队所有成员之间明确、及时的沟通的重要性,并确保遵守常规以确保患者的安全和舒适。

医生明白父母担心的是孩子正在经历的急性疼痛。医生进一步了解到,护士告知医生在婴儿疼痛时,在给婴儿置入胸管时,父母要求应用止痛药。医生不明白父母在确保孩子无痛方面的角色是什么。

护士能够理解自己在教育家庭如何评估和报告孩子的疼痛方面的作用,并且在要求医生更快地处理疼痛方面是一个更有力的倡导者。护士理解她在跨学科团队之间沟通的桥梁作用,从而成为患者和家庭的倡导者的角色。

药房工作人员理解自己在疼痛管理中的角色,确保在疼痛的治疗过程中或之前及时将所需药物送到NICU。药房工作人员了解他们计算药物剂量的重要性以及尽快配药和送药的必要性。

家庭理解他们在作为孩子的保护者方面的作用,用适当的语言和语调进行沟通,以促进团队合作,以确保他们的孩子无痛。家庭理解需要教育、包容,并在存在良好沟通时感谢团队合作。

　　场景 2

　　患儿 B,出生胎龄 31 周,生后 20 天,因坏死性小肠结肠炎进行了复杂的腹部手术,包括空肠造口和黏液瘘,术后 8 天出院。婴儿在术后立即接受连续 5 天的芬太尼滴注,并在第 6 天逐渐停用止痛药。在第 8 天,婴儿易激惹,心率持续在 180 次/分,呼吸急促,持续气道正压通气下呼吸 50 次/分,腹部听诊和更换尿布时有抗拒的表现,痛苦面容、鼻唇沟加深。父母在床边要求护士给他们止痛药。护士告知家长,没有婴儿止痛药的医嘱,简单的屈曲体位和减少刺激就足够了。母亲坚持要给孩子服用止痛药,父亲则坚持让医生对孩子进行评估。护士将父母的担忧告知床位医生。

　　父亲坚决要求给孩子服用止痛药,而母亲则开始明显地为孩子的疼痛症状而心烦意乱。医生不愿意开具止痛药,并试图解释止痛药具有呼吸抑制的风险,建议使用非药物干预来管理疼痛。婴儿的生命体征继续表现为心动过速和呼吸急促,婴儿开始哭泣时,父母变得更加不安。父母开始要求将婴儿转移到另一个可以采纳他们意见的医疗机构,并对婴儿进行疼痛管理。床位护士报告给护士长家长和婴儿不断出现的情况,护士长立即召集一个家庭会议,包括病例管理者、医生、家长和护士。使用任务汇报清单,与家庭和医疗团队进行以下汇报对话。

护士长询问家长是否感觉他们与医疗团队的沟通是清楚的。护士长理解确保和促进卫生保健团队所有成员之间明确、及时的沟通的重要性,并确保遵守常规以确保患儿的安全和舒适的重要性。父母态度坚决,因为沟通不清晰,没有人考虑他们对孩子痛苦的担忧。医生理解父母对孩子所经历的急性疼痛的担忧。医生与护士的沟通进一步了解,婴儿有疼痛,父母要求止痛药。医生不明白父母在确保孩子无痛方面的角色是什么,也不清楚父母在发现婴儿出现影响其生命体征的急性疼痛症状方面的作用。医生不接受家庭或护理人员的药物干预减轻婴儿疼痛的建议。

护士理解她在教育家庭如何评估和报告孩子疼痛方面的角色,并成为医生处理疼痛的有力倡导者。护士理解她在跨学科团队之间沟通的桥梁作用,并成为患者和家庭的倡导者。

在这个场景中,无须考虑工作负荷的分配问题。

床位护士请求护士长提供帮助,寻求医生和家庭之间的干预和调解,以解决父母正在经历的情绪困扰,并制定友好的解决方案。护士长立即明白情况的严重性,需要找到一个合理和令人满意的解决方案,以促进家庭的满意度并结束婴儿父母情绪激动的局面。护士长明白病例管理是医疗保健团队的一个重要组成部分,向家长解释将脆弱的新生儿转到其他医疗机构在经济成本上造成很多影响。

家庭理解其角色为孩子的保护者,应该用适当的语言和语调交流以促进团队合作,确保孩子的痛苦得到控制。护士和护士长理解对患儿进行治疗的作用,到父母所需要的支持并解决他们的问题。病例管理者理解她的作用是教育家庭在情绪不良的时候所做出的决定会产生一定的经济影响。

在这种情况下,父母情绪变得无法控制之前,床位护士成功地缓和了局面。护士长识别出了她们的需求,并利用现有资源解决了这一问题,召集所有成员共同讨论家长关心的问题和护理计划,以便找到合理和令人愉快的解决办法。医疗团队了解到,在未来的情况下,在手术前、手术中和手术后,需要与家长就疼痛管理治疗计划进行更好的沟通,以及做好父母对药物性疼痛管理的风险和益处的知情同意。

场景 3

患儿 C,出生胎龄 36 周,生后 4 天。母亲有海洛因使用史,怀孕的最后 15 周服用 100 mg 美沙酮,目前患儿出现戒断症状。婴儿呼吸急促,48 次/分,心跳过速,185 次/分,出汗,背部拱起,臀部有皮疹,极度易怒和不安。母亲从生后第 2 天起就没有来过,护理人员未能成功地与母亲或其他家庭成员进行可靠的沟通。护理人员为婴儿提供了衣物、毯子和一个环境刺激少的安静的空间。4 d后随着疾病进展,婴儿的症状不断恶化,喂养后出现呕吐。责任护士提醒床位医生新生儿症状恶化,建议药物干预以减少戒断症状。儿科住院医师来到床边,进行初步评估,并确定新生儿可以通过非药物干预和继续评估的方法进行管理。床位护士不同意,再次说明新生儿的体征和症状,包括新生儿的体温升高表现。该儿科住院医师拒绝重新考虑,此时床位护士联系住院医师的上级医生评估新生儿并回顾新生儿病史。高级住院医师复查了母亲病史、新生儿病史,同意为新生儿进行药物干预。使用任务汇报清单,与医疗团队进行以下讨论。

护士理解她的角色,是孩子健康的维护者,并在必要时加强干预以控制疼痛。护士明白她在确保婴儿没有家人的情况下最大程度保护患儿的职责。高级住院医师了解他在确保最佳照护方面的作用,从而促进戒断症状得到控制。

在这个场景中,无须考虑工作负荷的分配问题。

床位护士要求三年以上的住院医师提供任务协助,并为一年的初级住院医师提供经验丰富的指导,以确保婴儿的最大利益。作为上级医生,立即了解情况的严重性和治疗的必要性,减少阿片类药物戒断症状对新生儿生理的负面影响。初级住院医师明白需要尊重和遵从上级医疗团队的经验,有助于在这种情况下获得最好的效果。需要改进的是,初级住院医师在获得关于新生儿阿片类药物戒断症状的认识同时,要知道从何处寻求建议。

（吕天婵）

参考文献

Agency for Healthcare Research and Quality. (n.d.). *TeamSTEPPS*. Retrieved from http://www.ahrq.gov/cpi/about/otherwebsites/teamstepps/teamstepps.html

Boyle, E. M., & McIntosh, N. (2004). Pain and compassion in the neonatal unit—A neonatologist's view. *Neuroendocrinology Letters, 25*(Suppl. 1), 49–55.

Bradshaw, M. J., & Lowenstein, A. J. (2014). *Innovative teaching strategies in nursing and related health professions*. Burlington, MA: Jones & Bartlett.

Friedrichs, J. B., Young, S., Gallagher, D., Keller, C., & Kimura, R. E. (1995). Where does it hurt? An interdisciplinary approach to improving the quality of pain assessment and management in the neonatal intensive care unit. *Nursing Clinics of North America, 30*(1), 143–159.

Herr, K., Coyne, P. J., Key, T., Manworren, R., McCaffery, M., Merkel, S., . . . Wild, L. (2006). Pain assessment in the non-verbal patient: Position statement with clinical practice recommendations. *Pain Management Nursing, 7*(2), 44–52.

Joint Commission Resources. (2003). *Improving the quality of pain management through measurement and action*. Oakbrook Terrace, IL: Author.

Newhouse, R. P., & Spring, B. (2010). Interdisciplinary evidence-based practice: Moving from silos to synergy. *Nursing Outlook, 58*(6), 309–317. doi:10.1016/j.outlook.2010.09.001

Schultz, M., Loughran-Fowlds, A., & Spence, K. (2009). Neonatal pain: A comparison of the beliefs and practices of junior doctors and current best evidence. *Journal of Pediatrics and Child Health, 46*(1-2), 23–28. doi:10.1111/j.1440-1754.2009.01612.x

Walden, M., & Gibbins, S. (2008). *Pain assessment and management guideline for practice* (2nd ed.). Glenview, IL: National Association of Neonatal Nurses.

第十章

家庭在新生儿疼痛管理中的作用

在新生儿疼痛管理中,家庭对于新生儿疼痛识别、实施干预措施以及促进新生儿最佳神经系统发育起到核心作用,是不可或缺的部分。新生儿重症监护室的环境中充满了监护仪、电线管路、哔哔声、点击声、警报声、各种干预措施和各种语言,对父母而言,比一个家庭所预期的压力要大(Heidari,Hasapour & Foolardi,2013)。在这种难以承受的环境中,即使是最简单的照护例如喂食、怀抱、体位摆放,都很困难,尤其是那些很小的新生儿。这种环境下父母的压力、失控,顺利分娩健康婴儿的理想幻灭,意识到这个脆弱的新生命正在遭受着痛苦,这些都可能会成为一些家庭表达缺乏应对方法的触发点(Obeidat,Bond & Clark Callister,2009)。认识到这种失控、压力和母亲保护婴儿的需求,临床医生应在家庭入院后尽快教会他们如何识别新生儿的疼痛迹象,如何提供非药物干预措施以减轻疼痛,同时努力促进家庭的强大、住院过程的满意,而不是不愉快的经历。

父母的理解

了解家庭对疼痛暗示和婴儿对干预措施反应的解释，是促进每个人获得积极体验的第一步。受过有关识别新生儿疼痛的行为和生理暗示的教育的家庭更容易融入医护团队中，在新生儿重症监护室（NICU）获得更满意的体验。教会父母识别疼痛的生理暗示的第一步是帮助父母了解设备和监护仪。帮助父母理解婴儿的心率、呼吸和血氧饱和度的正常参数将有助于他们识别异常状况。教会家长如何评估可能导致生命体征变化的因素——打开暖箱门、说话太大声可能会导致婴儿氧合的变化——这表明需要降低声音，尽量减少交谈。指导他们如果触碰婴儿的四肢可能会引起心动过缓和血氧饱和度降低，双手有力的、稳定的轻放于婴儿身上可以为婴儿提供边界，对婴儿起到支持作用。确保婴儿在所有操作前接受非药物和糖水镇痛，防止生理不稳定。当家长对他们的新生儿有了这些理解之后，他们被授权可以更进一步地参与到新生儿护理中，这也带给他们更多的养育感和满足感。陪在床边的家长能认识到即使是促进患儿稳定的最小改变也能为婴儿带来更好的结果。

家长教育

帮助父母了解和认识生理变化的策略除了教育以外，还包括：鼓励他们在开放探视时间内频繁探视、鼓励他们参与日常查房和交班、鼓励他们和孩子皮肤接触。鼓励父母尽可能经常长时间地陪在病床边有助于他们了解婴儿。与父母一起回家的婴儿由母亲和父亲全天候照顾,通过这种持续的亲密接触,家长更加熟悉婴儿表现出的暗示和行为。母亲比较熟悉婴儿的各种哭声及不同哭声的含义。NICU 婴儿的父母没办法和孩子亲近,因此没法了解婴儿表现出来的这些暗示,而且这些婴儿通常在医学上非常脆弱,他们也无法表现出同样的暗示。然而,这并不意味着父母不能以其他方式了解他们的婴儿。只能通过定期探视以及在婴儿床边陪伴婴儿来了解婴儿。

鼓励在床边陪伴婴儿度过有意义的时间,需要提供环境支持。自由的探视时间,对什么时候探视以及探视多久很少限制,促进建立欢迎家庭进入病房的环境。允许父母一周 7 天,每天都全天候探视,不限制陪在床边的时间。促进他们了解对孩子来说什么是正常的,什么是不正常的。从开放式病房到家庭单间的转变可以减少其他患儿的监护仪、报警和常规医疗活动的干扰,提升家长在病床边的舒适度。家庭单间有利于保护隐私,减少环境干预。

家长参与查房

让家长参与日常查房是促使家长参与新生儿疼痛管理的另一种策略。每天查房时间一致使得家长在医生查房时有机会在场,即使母亲已经出院了仍然可以参与。参与日常查房使得家长能够提供评估婴儿的有价值的结果,而不总是由同时照顾其他患儿的护士来识别。日常查房让家长有机会提出问题,解释行为,并提供他们认为的有助于减轻婴儿疼痛的信息。给家长提供这种参与的机会能让他们获得掌控感,这种掌控感可以促进亲子关系并有助于产生更为积极的结果。

鼓励父母参与交接班可以大大促进对于新生儿疼痛更好的识别和管理。花时间在床边陪伴,学习和识别婴儿疼痛的生理和行为用暗示的家庭,提供的内容有助于护士写交接班报告,当家长不在床边时,婴儿也能够得到连续的护理。家长花费在床旁的时间可以更详细、实时地记录婴儿生理稳定性的变化,以及什么问题导致了这些变化、如何解决了这些问题。参与交接班报告的病床边家长可以实时报告 12 h 内发生的事件。除了授权家庭参与婴儿的日常护理计划外,它还促成了一种授权感,这也能带来更好的结果和更高的满意度。在床旁陪伴患儿并做出贡献的家庭对婴儿有更好的理解,从而消除了出院后再熟悉彼此的步骤,也可减少离开 NICU 后的频繁来电。为家庭提供在住院期间了解婴儿及其暗示的机会,有助于为所有人带来更好的结果。

皮肤接触是促进父母学习与婴儿建立联系的最佳方法。将裸露的婴儿放在母亲/父亲的裸露皮肤上不少于 45 min,甚至鼓励每次皮肤接触都能持续数小时,有利于婴儿的生理稳定性、减少葡萄糖和氧气的消耗,促进母亲泌乳。父母的注意力集中在婴儿身上使父母不仅能学习婴儿的生理暗示,还能学习行为暗示。皮肤接触时的嗅觉、运动和睡眠周期有助于父母更深入地了解婴儿,这是父母中任何一方都可以做到的。促进母亲乳汁的分泌是一个额外的好处。

教会父母掌握基于胎龄的婴儿的正常生理值。随着婴儿的成熟,教会父母心率、呼吸和氧饱和度的正常参数有助于父母在参数发生变化时识别出原因。床位护士向父母传授随着胎龄增加,婴儿相关的正常参数的变化,有助于父母更好地理解婴儿的各项指标应为多少。有了这些额外的知识便能教会父母找出导致变化的环境因素。在父母理解了这些指标后,他们就能识别出是什么因素促成了变化,并如何与医疗团队合作减少或消除这些导致变化的因素,防止其再发生。教育在促成良好结局、育儿等各个方面都是关键的;识别疼痛和生理变化的诱发因素可以促进家庭关系和婴儿的良好发育。

早产儿心率范围为 120～170 次/分,随着胎龄增加,范围会降低(Dieckmann, Brownstein & Gausche-Hill, 2000)。随着婴儿足月或接近足月,心率范围为 100～120 次/分(Dieckmann et al., 2000)。早产儿的呼吸从 23 周到足月保持恒定,每分钟呼吸 40～60 次。基于胎龄的血氧饱和度范围仍然是一个有争议的话题(Chang, 2011)。从妊娠 23 周到胎龄足月,88%～98% 是可以接受的范围。然而,每个病房可能更喜欢自己机构制定的关于生命体征的报警范围。家长教育必须基于每个病房的实践策略以及常用的语言。家长必须了解影响患儿的压力源,以便他们可以更好地去除压力源。

父母需要学会识别导致婴儿生理稳定性在可接受范围内发生变化的压力源。在床旁陪伴有助于父母实现这个能力,父母在床旁陪伴婴儿可以帮助他们明确每次遇到特定的工作人员或某些医疗活动时,婴儿的反应总是不稳定。认识到不稳定的行为或行为的改变对于防止其再次发生不稳定至关重要。需要鼓励家长认识到这一点,并让他们感到自己有能力将这些信息提供给医疗团队。一旦我们能够教会家庭认识到婴儿的不稳定并对自己的认识有信心,我们就不仅可以教会他们如何为婴儿代言,还可以教他们如何实施非药物方法来帮助婴儿度过压力。

非药物干预

可以很轻易地教会家庭实施非药物干预措施,包括怀抱、减少刺激和提供非营养性吸吮。教父母怀抱以支持神经系统的稳定,有助于更好地控制疼痛。在得到适当的教育时,很少有父母会拒绝独立为婴儿进行干预的机会。教会父母如何独立实施干预措施,对于防止生理不稳定性至关重要。为确保婴儿安全,必须设定父母适合做什么以及何时通知床位医生。教导家长如何识别婴儿生理稳定性的极限,将干预措施提升到药理学水平,促进辅助镇痛的方法进行疼痛管理,促进婴儿的安全。教育父母明确镇痛药物干预的重要性,例如,葡萄糖的应用,对所有操作(甚至包括足跟测血糖)进行药物干预,可促进家庭积极主动的疼痛管理促进医务人员对家庭的赋权。

学习识别行为暗示

教会父母如何从婴儿的行为暗示来识别疼痛,与理解生理暗示一样重要。教会父母与婴儿交流,并识别婴儿何时通过自己的行为告诉他们需要帮助,这有助于家庭的满足感和权利感。帮助父母了解婴儿的清醒和睡眠状态,此时是与婴儿互动的最佳时间,生理改变发生之前的行为识别有助于保护婴儿免受负面结果的影响。教导父母如何"读懂"婴儿的行为,从张开的手、厌恶的凝视和打喷嚏,来了解这些行为暗示来自有压力的环境,及由此对婴儿可能造成的疼痛。父母应被告知,疼痛感不仅会引起身体不适,也是一种不愉快的感官或情感体验,这是至关重要的。

在帮助父母理解行为暗示时,护士必须考虑父母的语言、文化以及认知成熟度和能力。用确认其可以理解的方式提供书面材料、图片或口头指导,用满足个人需要的方式确保家庭得到教育。当婴儿表现出消极行为时,护士应守在床边;且实时向父母示范这些行为,有利于家长后续能够识别这些行为。如果鼓励父母经常来到床边探视并定期参与皮肤接触时，这些目的更容易实现。在教导父母识别生理暗示时，不断应用同样的行为和环境的例子来教育父母，将有助于他们对行为暗示的理解。

　　家长作为护理团队中减轻婴儿疼痛的参与者，可以带来积极的结果并可改善疼痛管理。用满足个人语言、文化和认知需求的方法来教父母生理学和行为规范，有助于形成协作、合作的关系。婴儿在新生儿重症监护室的住院期间，纳入家庭作为护理团队的一部分进行教育，从而使婴儿受益，更快地识别和处理疼痛，家庭也更为满意，使每个人的结果都得到改善。

（沈家黎）

参考文献

Chang, M. (2011). Optimal oxygen saturation in premature infants. *Korean Journal of Pediatrics, 54*(9), 359–362. doi:10.3345/kjp.2011.54.9.359

Dieckmann, R., Brownstein, D., & Gausche-Hill, M. (2000). *Pediatric education for prehospital professionals.* Sudbury, MA: Jones & Bartlett.

Heidari, H., Hasapour, M., & Foolardi, M. (2013). The experiences of parents with infants in the neonatal intensive care unit. *Iranian Journal of Nursing and Midwifery Research, 18*(3), 208–213.

Obeidat, H. M., Bond, E. A., & Clark Callister, L. (2009). The parental experience of having an infant in the newborn intensive care unit. *Journal of Perinatal Education, 18*(3), 23–29.

第五部分

特殊人群

第十一章

操作性疼痛的管理

新生儿经历疼痛有很多原因。疼痛可由创伤（如外伤性分娩）、一种病理状态或异常状态或侵入性手术引起。

表 11.1 描述了新生儿重症监护室（NICU）中新生儿经历的常见疼痛操作。

包皮环切术

男婴包皮环切术，或从阴茎上切除包皮，是出于宗教、文化或个人原因对新生儿进行的一种常见手术。虽然包皮环切术可以在生命中的任何时候进行，但最完整的是在新生儿期进行。新生儿出院前没有进行手术，较常见的做法会在儿科随访期间进行，以确保婴儿已完全过渡到子宫外的生活，并确保建立良好的母乳喂养。

包皮环切术中的疼痛管理各不相同，有些机构仍然没有采取镇痛措施。美国儿科学会（AAP）建议使用药理学方法，因为非药理学方法在治疗过程中的镇痛是不够的。尽管 AAP 特别工作组发现皮下环阻滞是最有效的,但是适当的镇痛,如局部应用 4% 利多卡因,阴茎背侧神经阻滞(DPNB)和皮下环阻滞都是有效的选择。该工作组还发现,与有充分疼痛管理的婴儿相比,没有镇痛的婴儿在 4~6 个月时对常规免疫接种表现出更高的行为反应(AAP,2012)。

表 11.1　NICU 常见的侵入性操作

轻度的

插入鼻胃管或口胃管

体格检查

脐动脉或静脉置管

鼻拭子

气管内吸痰

膀胱导管置入术

眼部培养

听觉诱发电位

中度的

动脉穿刺

静脉穿刺

静脉导管置入术

足跟采血

气管插管

肌内注射

中心静脉导管拔出

胸腔穿刺术

表面活性剂的使用

续　表

去除缝合线

气管插管拔管

脑室穿刺(经皮)

重度的

动/静脉切开

动脉导管置入术

包皮环切术

腰椎穿刺

视网膜病变的眼部检查

支气管镜检查或内窥镜检查

耻骨上膀胱穿刺

中心静脉置管

胸管放置

静脉置管次数超过 3 次

NICU,新生儿重症监护室。

节选自 Anand et al(2005)。

足跟采血

足跟穿刺采血是最常见的新生儿侵入性操作,据报道比静脉穿刺更痛苦(Larrsson, Tannfeldt, Lagercrantz & Olsson, 2000)。疼痛管理对这个常规操作至关重要。据报道,在足跟穿刺时,蔗糖和安抚奶嘴、包裹或体位约束是最有效的干预措施(Gibbins et al., 2002)。

插管

气管插管在新生儿重症监护室常见。由于呼吸功能异常是婴儿的主要症状表现,因此建立并保持气道通畅非常重要。有时婴儿插管给药(如表面活性剂),然后立即拔管,有时需要较长时间的通气和气道管理。除非是非常紧急情况下插管,否则建议使用缓解疼痛的措施。回顾 2006 年的研究发现,与预先用药插管相比,清醒插管(不使用任何止痛药)与显著升高的颅内压、血压升高和心率变异性更大有关(Byrne & Mackinnon,2006)。通常选择阿片类药物镇痛,如吗啡或芬太尼。插管前可添加咪达唑仑(Versed)或其他镇静剂和阿托品。镇静剂使患儿放松,使插管更容易成功,并可能增强阿片类药物的作用。阿托品可以阻断喉镜和气管导管置入可能引起的迷走神经反应,还可以减少分泌物,使置管更容易成功(DeBoer & Peterson,2001)。阿片类药物和镇静剂的剂量基于体重来计算(见第 4 章),阿托品 0.01～0.03 mg/(kg·每剂),静脉注射(1 U)超过 1 分钟,约 2 分钟起效(DeBoer & Peterson,2001)。

腰椎穿刺

腰椎穿刺通常用于获取脊髓液排除脓毒症和(或)脑膜炎。在这个痛苦的操作过程中新生儿必须保持静止以便成功获得脑脊液标本。患儿应尽可能卷曲(插入部位暴露在外),在操作中至少使用奶嘴和蔗糖进行镇痛。在穿刺前,可以预先给婴儿使用吗啡或芬太尼。局部或皮下注射利多卡因或利多卡因的辅助用药,也可用于穿刺过程的止痛

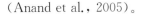

（Anand et al.，2005）。

手术

手术期间的疼痛控制是必须的。给予适当的麻醉和镇痛非常重要,药物的选择取决于手术类型、手术时间、新生儿情况等因素。疼痛管理应延续至手术后,直至患儿不再表现出疼痛症状,根据机构使用的标准化疼痛评估量表对手术患儿进行疼痛评估。

静脉和动脉穿刺

婴儿通过静脉穿刺以获取血液样本或接受静脉液体输入,通过动脉穿刺或放置动脉导管监测动脉血气或血压。动静脉穿刺是痛苦的,可能需要多次尝试才能成功。所有婴儿都应包在襁褓中,并喂蔗糖。也可以使用局部麻醉乳膏,如2.5％利多卡因和2.5％丙洛卡因(Anand et al.，2005)。对于中心静脉置管或多次静脉穿刺,建议使用阿片类药物、局部麻醉药和苯二氮䓬类药物(Anand et al.，2005)。

（冯怡琳）

参考文献

American Academy of Pediatrics. (2012). Circumcision policy statement, task force on circumcision. *Pediatrics, 130*(3), e756–e785.

Anand, K. J. S., Johnson, C. C., Oberlander, T. F., Taddio, A., Tutag Lehr, V., & Walco, G. A. (2005). Analgesia and local anesthesia during invasive procedures in the neonate. *Clinical Therapeutics, 27*(6), 844–876.

Byrne, E., & Mackinnon, R. (2006). Should premedication be used for semi-urgent or elective intubation in neonates? *Archives of Disease in Childhood, 91*(1), 79.

DeBoer, S., & Peterson, L. (2001). Sedation for non-emergent neonatal intubation. *Neonatal Network, 20*, 19.

Gibbins, S., Stevens, B. J., Hodnett, E., Pinelli, J., Ohlsson, A., & Darlinton, G. (2002). Efficacy of safety of sucrose for procedural pain relief in preterm and term neonates. *Nursing Research, 51*, 375–382.

Larrsson, B. A., Tannfeldt, G., Lagercrantz, H., & Olsson, G. L. (2000). Alleviation of pain of venipuncture in neonates. *Acta Paediatrica, 87*, 774–779.

第十二章

早产儿

　　识别早产儿疼痛的行为和生理暗示,以及如何管理疼痛,是一项独特的挑战。早产儿是指孕 37 周之前分娩的胎儿。早产儿包括了达到具备生存能力孕周的新生儿;在许多州,存活胎龄定为 23 周。早产儿的生理和身体成熟度的范围很广,给医务工作者带来了巨大的挑战。由胎龄决定的神经发育成熟度、器官系统的生理成熟度和可见结构的生理成熟度并不总是与新生儿表现出来的实际能力相匹配,导致疼痛识别和治疗困难,也使父母的教育更加复杂。评估、识别和管理这一人群的最佳方法是对临床医务工作者和家庭进行教育(Ballard et al.,1991)。

　　从具有生存能力的胎龄 23 周开始,早产儿生理成熟度随着胎龄的增加而增加。妊娠 23 周早产儿的心血管能力下降,心脏组织收缩的能力降低,因此,调节血流量的能力下降(Kenner & Lott,2003)。心脏组织的代偿反应导致心动过速和脑灌注受损,导致血压和平均动脉压的改变。随着胎龄的增加，心脏肌肉组织的成熟度也会增加，从而提高足月胎龄儿的心输出量和灌注量。心输出量的降低和随后的生命体征变化被解释为不稳定的生命体征和生理状态，但通常不被解释为疼痛的信号。心动过速或体温升高是稳定的足月儿疼痛的表现，排除环境温度过高导致的体温升高，评估其他导致疼痛的原因。但对早产儿不是这样，考虑早产儿心输出量、足够的容量和环境因素所花的时间延迟了对疼痛的识别。

从孕 23 周可存活的胎龄开始，早产儿需要充分的呼吸支持，包括吸氧。足月儿在疼痛期间可以表现出血氧饱和度降低的情况，但早产儿因为有呼吸支持容易掩盖因疼痛而导致的血氧饱和度下降的情况（Kenner & Lott，2003；Kenner & McGrath，2004）。无论是否吸氧或机械通气支持，23～37 周早产儿的血氧饱和降低可指导临床医生排除气道和气体交换问题。评估有创呼吸支持的通畅性、人工气道和导管的完整性、氧气支持的比例，都导致延迟识别疼痛作为血氧饱和降低的因素。早产儿生理上的不成熟抑制了其持续吸入稳定气体的能力，这影响了人们用生理指标识别疼痛信号的能力。

与胎龄相关的生理不成熟会影响肾脏和胃肠道系统以及心脏和呼吸系统。肾脏系统和胃肠道系统并不是参与早产或足月儿释放疼痛的可靠信号，而且通常是心脏和呼吸损伤而出现的疼痛刺激后遗症（Kenner & Lott，2003）。肾脏和胃肠道完整性在新生儿疼痛评估或治疗中不做重要讨论。

　　骨骼和肌肉的完整性随着胎龄的增加、体质量的增加以及神经的发育而成熟。妊娠 23～25 周时骨骼肌发育不成熟限制了新生儿的屈曲能力，以及全范围的关节运动和表现出疼痛或不适的体征。孕 23～25 周的早产儿通常是松软的，手和腿向远离身体核心的方向伸展，限制了临床医生根据体位来衡量疼痛或疼痛后疲乏的能力。随着妊娠成熟度的增加，在大约 2 周的时间里，新生儿逐渐能够形成生理屈曲，这是足月新生儿骨骼肌成熟的标志。随着胎龄的增加，对生理屈曲程度的评估可以让临床医生更直观地观察早产儿对疼痛刺激能不能作出自我稳定反应的能力（Chang，2011；Dieckmann，Brownstein，& Gausche-Hill，2000；Friedrichs，Young，Gallagher，Keller，& Kimura，1995；Gallo，2003；Heidari，Nasapour，& Foolardi，2013；Kenner & Lott，2003；Kenner & McGrath，2004；Obeidat，Bond，& Clark Callister，2009）。

　　神经发育不成熟影响临床医生识别新生儿疼痛反应的能力。妊娠 23～25 周出生的极早产儿仍处于神经发育的组织阶段，神经元和胶质细胞迁移尚未完成，神经髓鞘形成和突触连接也不完整。（Chang，2011；Dieckmann，Brownstein，& Gausche-Hill，2000；Friedrichs，Young，Gallagher，Keller，& Kimura，1995；Gallo，2003；Heidari，Nasapour，& Foolardi，

2013；Kenner & Lott，2003；Kenner & McGrath，2004；Obeidat，Bond，& Clark Callister，2009），不成熟的发育使得新生儿无法表达疼痛。事实上，来自NICU不良环境的刺激使大脑对疼痛没有反应，在这段不成熟的时期，尽可能减少外部刺激，如光线、噪音和触摸，因为每一种刺激都会被超早产儿视为痛苦、不愉快的刺激。必须注意重建子宫的保护环境，就好像新生儿仍在子宫中生长，以防止有害的大脑发育。

在评估和学习识别疼痛的体征和症状时，孕周不足32周出生的新生儿，其神经发育状态不成熟带来的挑战是最大的。不仅是大脑神经元处理刺激和引起反应的能力有限，骨骼肌成熟度也有限，导致显示疼痛迹象的能力下降。使用成熟工具来确定从具备生存能力的胎龄到足月的新生儿的神经肌肉和身体成熟度，将有助于临床医生确定成熟特征，识别疼痛迹象。

新的巴拉德评分工具允许临床医生通过外观和行为来评估和确定胎龄，能够更充分地了解新生儿的体征和行为，从而识别疼痛。对新生儿的神经行为能力有了更深入的了解，可以更好地识别早产儿的疼痛暗示。使用该工具评估婴儿和确定胎龄评分为评估婴儿的能力提供了基础。该工具的第一部分，如图12.1所示，指导临床医生通过评估姿势、手腕的成型角度、前臂回缩、腘窝角、围巾征和脚跟到耳朵，来确定神经肌肉成熟度。根据新生儿在每个类别中的表现打分，为−1～5。

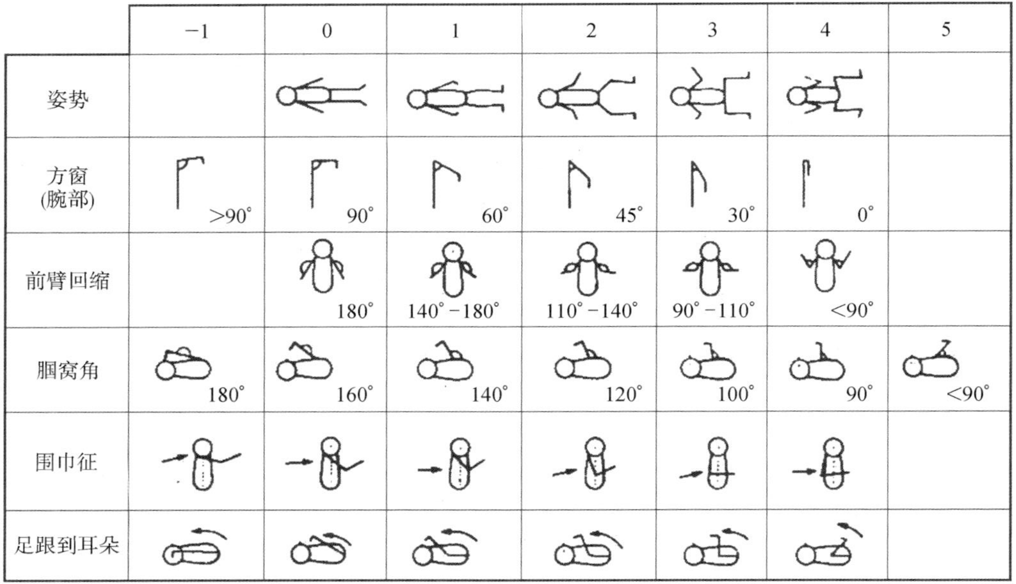

	−1	0	1	2	3	4	5
姿势							
方窗(腕部)	>90°	90°	60°	45°	30°	0°	
前臂回缩	180°	180°	140°−180°	110°−140°	90°−110°	<90°	
腘窝角		160°	140°	120°	100°	90°	<90°
围巾征							
足跟到耳朵							

图 12.1 胎龄评估图

157

接下来,临床医生通过评估皮肤、胎毛、足底、乳房、眼/耳和性别生殖器来确定身体成熟度。每个类别都有一个描述性的发现,每个类别的得分也为-1~5。神经肌肉成熟度和身体成熟度的综合得分与胎龄相关,如表12.1中的成熟度所示。临床医生能更好地识别早产儿疼痛的细微迹象和症状。

新生儿的神经行为成熟度从可存活的胎龄到足月妊娠期依次发展。早产儿对外界和负面刺激很难表达痛苦。早产儿反应能力有限,不成熟的生理能力降低了在应对疼痛刺激时维持生理稳定的能力,因此早产儿面临疼痛无法被识别和被治疗的风险(Flick & Hebl,2013)。

早产儿与足月儿有相同的暴露风险、经历操作或术后疼痛的风险。这些反应通常不那么明显,不那么有力,而且表现的时间较短,这要求临床医生和家长要敏锐地观察到变化。鼓励和支持对临床照护者和家长进行教育,以了解患儿,将增加识别疼痛和实施干预的可能性。鼓励父母花时间在患儿床旁,进行皮肤接触的护理,并参与日常查房,可以提高父母"了解"患儿的能力。确保临床医生接受了对于妊娠成熟度的评估实践、对疼痛评估工具的应用方面的培训,有助于更早地认识到患儿的临床变化。实施和使用责任护理模式有助于临床工作人员"了解"新生儿表现出的个体化暗示。

针对早产儿进行全面疼痛管理,采用适当的工具是必要的。目前为止,只有2种疼痛工具改良后用于早产

表 12.1　新巴拉德分数决定的身体成熟度

	−1	0	1	2	3	4	5
皮肤	有黏性的皱褶 透明的	凝胶状的 红的 半透明的	光滑的、粉红、静脉明显	表皮脱落或和皮疹/几乎没有静脉	有裂纹、表面苍白、很少的静脉	像羊皮纸、深度裂纹、无静脉	像皮革、有破损、有皱纹
胎毛	无	稀疏的	丰富的	稀薄的	有的地方有	大多没有	
足底表面	足跟-足趾 40~50 mm：−1 <40 mm：−2	>50 mm 没有褶皱	模糊的褶皱	仅仅只有前半部分有横向的褶皱	前半部分有 超过 2/3 的褶皱	整个足底都 有褶皱	
乳腺	看不见	勉强看得见	乳晕平坦 无乳头	条纹样乳晕 1~2 mm 的乳头	隆起的乳晕 3~4 mm 的乳头	乳晕丰满 5~10 mm 的乳头	
眼睛/耳朵	眼睑闭合 松：−1 紧：−2	眼睛睁开 耳郭平 易折叠	耳郭弯开 柔软的 缓慢的回弹	耳郭弯曲的 柔软可以回弹	耳郭成型、结构紧实；立即回弹	厚厚的软骨 耳郭坚硬	
性别（男）	阴囊平坦 光滑	阴囊空、无褶皱	睾丸在腹股沟上端 几乎没有褶皱	睾丸下降 些褶皱	睾丸已降、有多褶皱	睾丸悬垂、褶皱很深	
性别（女）	阴蒂突出、阴唇平坦	阴蒂突出、小阴唇小	阴蒂突出、小阴唇增大	小阴唇和大阴唇一样突出	大阴唇大 小阴唇小	大阴唇覆盖阴蒂和小阴唇	

成熟度

分值	孕周
−10	20
−5	22
0	24
5	26
10	28
15	30
20	32
25	34
30	36
35	38
40	40
45	42
50	44

儿——早产儿疼痛量表(PIPP)和新生儿疼痛焦虑和镇静量表(N-PASS)。尽管所有的工具在所有新生儿中使用都有一定的可靠性,但PIPP和N-PASS工具包括了特定用于早产儿的指标(Flick & Hebl,2013)。认识到早产儿会经历与重力相关的一定程度的疼痛,当足月儿在充满液体的环境中处于失重状态时,有助于减轻外界的触觉刺激。认识到早产儿对持续外界刺激的反应能力有限,导致影响新生儿脆弱的神经发育,所以减轻新生儿的疼痛至关重要。因为早产儿生理和行为反应的不成熟增加了临床医生识别和管理早产儿疼痛以及提供成功干预措施的难度。

　　缓解早产儿疼痛的干预措施必须考虑到婴儿生理和行为状态的不成熟。使用适当的产品改变体位,如睡袋、豆袋和凝胶床垫,可以缓解与重力相关的疼痛反应。减少外界刺激,如噪音和光,可以减轻生理刺激和疼痛。用厚的、反光的材料覆盖暖箱以吸收噪音和光线。注意不要用力关暖箱门,不要轻敲或在暖箱上写字,及时响应警报,保持安静或远离床边谈话。保持灯光昏暗,如果操作需要更明亮的光线,需要遮住婴儿的眼睛。保持患儿的温度适中,以减少代谢,并对疼痛做出反应。消除有害气味,从暖箱内移除碘伏或酒精垫和棉签。用初乳做口腔护理,用安慰奶嘴进行非营养性吸吮。鼓励父母进行皮肤接触护理,或在探望时教父母对早产儿采用屈曲卧位或者安全的拥抱方法,按要求给予蔗糖镇痛,按医嘱使用药物控制疼痛。密切观察生命体征和身体行为,及早识别出患儿痛苦的症状和体征,有助于减少早产儿的痛苦经历,确保其神经系统稳定和大脑健康,不会因管理不当而产生长期不良影响。

(陆胜利)

参考文献

Ballard, J. L., Khoury, J. C., Wedig, K., Wang, L., Eilers-Walsman, B. L., & Lipp, R. (1991). New Ballard Score, expanded to include extremely premature infants. *Journal of Pediatrics, 119*, 417–423.

Chang, M. (2011). Optimal oxygen saturation in premature infants. *Korean Journal of Pediatrics, 54*(9), 359–362. doi:10.3345/kjp.2011.54.9.359

Dieckmann, R., Brownstein, D., & Gausche-Hill, M. (2000). *Pediatric education for prehospital professionals*. Burlington, MA: Jones & Bartlett.

Flick, R. P., & Hebl, J. R. (2013). Pain management in the postpartum period. *Issues of Clinics in Perinatology, 40*(3), 337–600.

Friedrichs, J. B., Young, S., Gallagher, D., Keller, C., & Kimura, R. E. (1995). Where does it hurt? An interdisciplinary approach to improving the quality of pain assessment and management in the neonatal intensive care unit. *Nursing Clinics of North America, 30*(1), 143–159.

Gallo, A. M. (2003). The fifth vital sign: Implementation of neonatal infant pain scale. *Journal of Obstetric, Gynecologic, & Neonatal Nursing, 32*, 199–206.

Heidari, H., Hasapour, M., & Foolardi, M. (2013). The experiences of parents with infants in the neonatal intensive care unit. *Iranian Journal of Nursing and Midwifery Research, 18*(3), 208–213.

Kenner, C., & Lott, J. W. (2003). *Comprehensive neonatal nursing: A physiological perspective* (3rd ed.). St. Louis, MO: Saunders.

Kenner, C., & McGrath, J. (2004). *Developmental care of newborns and infants: A guide for health professionals*. St. Louis, MO: Mosby.

Obeidat, H. M., Bond, E. A., & Clark Callister, L. (2009). The parental experience of having an infant in the newborn intensive care unit. *Journal of Perinatal Education, 18*(3), 23–29.

第十三章

新生儿戒断综合征

"新生儿药物戒断"又称"新生儿戒断综合征(neonatal abstinence syndrome，NAS)"是一个漫长而痛苦的过程，患儿通常需要在新生儿重症监护病房(NICU)度过一段时间。当身体通过循环系统清除成瘾性物质时就会发生药物戒断。其临床表现为中枢神经系统(CNS)过度应激、胃肠道功能障碍、呼吸窘迫、睡眠障碍和自主神经系统功能障碍(Finnican & Kaltenbach，1992)。未经治疗的 NAS 可导致显著的发病率和死亡率(Finnican & Kaltenbach，1992)。

NAS 可由胚胎期宫内药物暴露和依赖引起，也可在出生后由医源性因素(使用强阿片类药物控制疼痛)引起。

NAS 并不新鲜，它已经以许多形式被研究过，而且仍然非常常见，特别是在工业化国家中。2004 年的研究发现，每 1 000 名孕妇中就有 12 名使用了非处方药。75 名使用的处方药中含有止痛药(Wilbourne，Wellerstedt，Dorato，& Curet，2001)。入住 NICU 的危重新生儿也会经历止痛药的戒断。他们往往由于自身疾病或手术等原因需要持续给予吗啡或芬太尼输注，随后进行缓慢减量，这也可能会导致 NAS 症状的出现。

　　主要的滥用药物包括阿片类药物、中枢神经系统兴奋剂、中枢神经系统抑制剂和迷幻剂，所有这些都会导致新生儿出现 NAS 症状。这些症状包括神经兴奋性增加（易怒、失眠等）、胃肠道反应（持续性吸吮或不协调性吸吮）、腹泻和呕吐（Hudak，Tan，药物委员会，胎儿和新生儿委员会，美国儿科学会，2012）。在妊娠期接受药物治疗的妇女样本中，超过 89％的新生儿在生后出现了需要药物治疗的 NAS（Woods，1996）。

　　早在 2000 年，就有文献报道了新生儿在进行体外膜肺（extracorporeal membrane oxygenation，ECMO）和机械通气治疗时，因静脉输注芬太尼或吗啡进行持续镇痛而引起医源性戒断症状（Tobias，2000）。

　　此外，还有胎儿时期暴露于许多非麻醉药物也会引起戒断症状，如：乙醇（酒精）、巴比妥类药物、咖啡因、苯二氮䓬类药物、氯丙咪嗪、地西泮、乙氯维诺、谷氨酰胺、羟嗪、甲丙氨酯和选择性 5-羟色胺再摄取抑制剂（SSRIs）等（Hudak et al.，2012）。

　　妊娠期药物暴露会导致许多并发症，孕妇方面可表现为：流产、早产、胎盘早剥、产后出血、营养不良、贫血和感染（尿路感染、性传播疾病）。胎儿方面可表现为宫内生长受限、早产、低出生体重、先天畸形、NAS、婴儿猝死综合征、增加感染概率（呼吸道、耳和鼻窦）、神经和行为障碍(Behnke，Smith，物质滥用委员会，胎儿和新生儿委员会，2013 年；Narkowicz，Plotka，Polkowska，Bizuik，& Namiesnick，2013)。

与足月儿相比，早产儿的 NAS 症状可能并不明显。一项研究表明，当母亲服用相同剂量的美沙酮时，孕周较小的新生儿发生戒断症状的概率较低且症状较轻(Liu，Jones，Murray，Cook，& Nanan，2010)。这可能与中枢神经系统不成熟和药物的脂肪储存较少有关。但这并不意味着早产儿 NAS 不需要治疗。应使用一个标准化的量表对所有新生儿进行评估，依据评估结果给予对症治疗。

NAS 的治疗包括：使用药物疗法缓解中到重度的戒断症状(Hudak et al.，2012)。治疗因各机构的指南和提供治疗者的决定而异。当怀疑为 NAS 时的考虑事项详见表 13.1。

表 13.1　怀疑 NAS 时应考虑的因素

1. 药物筛查结果显示了什么？（母尿、胎尿、胎粪）

2. 患儿是否有临床症状？

3. 根据本机构批准的评估量表，症状的严重程度是多少？
（根据量表的指南，需要经常复查症状。）

4. 如果治疗已经开始，是否有效？

5. 治疗可以停止吗？（再次强调：根据机构停药原则进行。
目标是使用最小剂量仍然有效的药物帮助患儿解除戒断症状。）

6. 社工是否介入？

7. 是否涉及新生儿监护人？（亲生父母或养父母应尽早参与照护，
这将有助于采取非药物止痛措施进行治疗，有助于停药过程且有利于患儿向出院平稳过渡。）

NAS,新生儿戒断综合征

NAS最常见的治疗方法包括阿片类药物（酊剂、鸦片、新生儿吗啡、美沙酮和鸦片樟脑酊），但治疗方案中通常会添加巴比妥类药物（苯巴比妥）、苯二氮䓬类药物（地西泮和劳拉西泮）、可乐定和吩噻嗪（氯丙嗪）-具体剂量详见表13.2（Hudak et al.，2012）。治疗通常依赖于使用已验证的NAS量表进行详细的评估，如表13.3所示的Finnegan NAS量表。

表13.2 NAS的常用治疗剂量

吗 啡
初始剂量：0.08 mg/kg，每3～4 h 1次 剂量调整：每次增加0.04 mg/(kg·剂量) 最大剂量：0.2 mg/(kg·剂量)

美 沙 酮
初始剂量：0.05～0.1 mg/kg，每6 h 1次

鸦 片 酊
1 mL 原液加入 24 mL 灭菌注射用水，配成浓度 0.4 mg/mL 的吗啡 首剂：0.4 mg，分6～8次口服 剂量调整：增加0.04 mg/(kg·d)或0.1 mL

苯 巴 比 妥
初始剂量：20 mg/kg，首剂达治疗浓度 剂量调整：每12 h 10 mg/kg，直到症状控制或出现中毒症状 维持剂量：2～6 mg/(kg·d)，持续3～4 d；降低至3 mg/(kg·d)

可 乐 定
剂量：0.5～1 mcg/kg 每3 h；最大剂量为1 mcg/kg 每3 h

NAS,新生儿戒断综合征

源自 Gardner，Carter，Enzman-Hines，and Hernandez（2011）and Hudak et al.（2012）

表 13.3　Finnegan NAS 量表

系统	症状和体征	得分	AM						PM						每日体重
			2	4	6	8	10	12	2	4	6	8	10	12	
中枢神经系统紊乱	高声喊叫	2													
	连续的高声叫喊	3													
	喂食后睡眠<1 h	3													
	喂食后睡眠<2 h	2													
	拥抱反射过强	2													
	明显拥抱反射过强	3													
	轻微震颤	2													
	中重度震颤	3													
	非人为干扰下轻微震颤	2													
	非人为干扰下中、重度震颤	3													
	肌张力增加	2													
	表皮剥脱（某些区域）	1													
	肌阵挛	3													
	全身性抽搐	1													

续　表

系统	症状和体征	得分	AM						PM						每日体重
			2	4	6	8	10	12	2	4	6	8	10	12	
代谢、心血管、呼吸系统紊乱	出汗	1													
	发热,体温<39.3℃ 发热,体温>39.3℃	1 2													
	频繁打哈欠(>3~4次/间隔)	1													
	皮肤花纹	1													
	鼻塞	1													
	打喷嚏(>3~4次/间隔)	1													
	鼻翼翕动	2													
	呼吸频率>60次/分 呼吸频率>60次/分,伴吸回	1 2													

续 表

系统	症状和体征	得分	AM 2	4	6	8	10	12	PM 2	4	6	8	10	12	每日体重
胃肠功能紊乱	过度吸吮	1													
	喂养不良	2													
	反流	2													
	喷射样呕吐	3													
	稀便	2													
	水样便	3													
合计	总分														
	评估人														
	治疗现状														

NAS. 新生儿戒断综合征

源自：Finnegan (1988). Copyright © Elsevier

（季福婷）

参考文献

Behnke, M., Smith, V. C., Committee on Substance Abuse, & Committee on Fetus and Newborn. (2013). Prenatal substance abuse: Short and long term effects on the exposed fetus. *Pediatrics, 131*(3), 1009–1024.

Finnegan, L. P. (1988). Neonatal abstinence syndrome: Assessment and pharmacotherapy. In F. F. Rubehali & N.Grady (Eds.), *Neonatal therapy: An update* (pp. 122–148). New York, NY: Elsevier.

Finnegan, L. P. (1990). Neonatal abstinence syndrome: Assessment and pharmacotherapy. In N. Nelson (Ed.), *Current therapy in neonatal–perinatal medicine* (2nd ed., p. 317). Ontario, Canada: B. C. Decker.

Finnegan, L. P., & Kaltenbach, K. (1992). Neonatal abstinence syndrome. In R. A. Hoekelman, S. B. Friedman, N. M. Nelson, & H. M. Seidel (Eds.), *Primary pediatric care* (2nd ed., pp. 1367–1378). St. Louis, MO: Mosby.

Gardner, S. L., Carter, B. S., Enzman-Hines, M., & Hernandez, J. A. (2011). *Merenstein & Gardner's handbook of neonatal intensive care* (7th ed.). St. Louis, MO: Mosby.

Hudak, M. L., Tan, R. C., Committee on Drugs, Committee on Fetus and Newborn, & American Academy of Pediatrics. (2012). Neonatal drug withdrawl. *Pediatrics, 129*(2), e540–e560.

Liu, A. J., Jones, M. P., Murray, H., Cook, C. M., & Nanan, R. (2010). Perinatal risk factors for the neonatal abstinence syndrome in infants born to women on methadone maintenance therapy. *Australian and New Zealand Journal of Obstetrics and Gynaecology, 50*(3), 253–258.

Narkowicz, S., Plotka, J., Polkowska, Z., Bizuik, M., & Namiesnick, J. (2013). Prenatal exposure to substance abuse: A worldwide problem. *Environmental International, 54*, 141–163.

Tobias, J. D. (2000). Tolerance, withdrawal and physical dependence after long-term sedation and analgesia of children in the pediatric intensive care unit. *Critical Care Medicine, 28*, 6.

Wilbourne, P., Wallerstedt, C., Dorato, V., & Curet, L. B. (2001). Clinical management of methadone dependence during pregnancy. *Journal of Perinatal & Neonatal Nursing, 14*(4), 26–45.

Woods, J. R. (1996). Adverse consequences of prenatal illicit drug exposure. *Current Opinion in Obstetrics and Gynecology, 8*(40), 3–11.

第十四章
临终期疼痛管理和姑息护理

虽然新生儿重症监护病房（NICU）的新生儿总体生存率提升，但死亡总是难以避免。出生体重低、孕周越小死亡率就越高。此外，出生时伴致死性先天性缺陷通常是无法渡过婴儿期的。更常见的复杂的先天性缺陷或致死性疾病，例如13-三体、15-三体和18-三体综合征；致死性侏儒症；先天性代谢异常；Potter综合征与肾脏发育不全、重度的肺发育不良；先天性无脑畸形；前脑无裂畸形和严重的先天性心脏病（Catlin & Carter，2002）。Kain，Gardner & Yates（2009）研究发现，针对临终期新生儿制定相关政策或护理策略存在困难，建议给予更多的重视和支持。在NICU中，了解和管理临终期疼痛并提供姑息干预是必要的。

姑息治疗对于不能存活的早产儿或先天缺陷的新生儿来说是必要的。为患儿及其家庭提供舒适的护理，让家庭和医疗团队有时间为婴儿的死亡做好情感准备。虽然现有的研究多集中于成年临终患者，但有数据表明，高质量的儿童临终护理应包括使用药物来减轻疼痛和其他症状(Institute of Medicine，2003)。充分的缓解疼痛是临终关怀的主要目标。在一项回顾性研究中，研究人员发现，姑息性药物的使用可能受本身病情严重程度的影响；患儿病情越重，其治疗的可能性就越大(Zimmerman et al.，2015)。确保针对这一特殊人群制定政策和治疗方案是至关重要的，这对疼痛管理很重要。

与成人临终护理一样，疼痛管理和舒适护理是新生儿生命结束时管理的重点。医疗专业人员在道德上和伦理上有责任确保给予新生儿临终期间充分的疼痛管理(Catlin & Carter，2002)。尽管可能不是本书详述的重点，但是希望有条件的医院可以给家庭提供一个安静、私密的环境，让他们可以有一个隐私的环境来陪伴患儿的最后时刻，这些因素确保了患儿体面的死亡，家庭可以开始一个健康的悼念过程。

新生儿疼痛的生理方面很难确定，所以医疗团队和家庭能够提供的干预措施也很难确定。患儿发生血氧饱和度降低和缺氧的迹象可能会被错误地解释，因此，提供的氧气治疗可能是为了让患儿舒适，但也可能会延迟或延长患儿死亡(Caitlin & Carter，2002)。尽管有更深入的理解和大量的证据支持新生儿疼痛管理是为了促进神经发育，但研究显示，临终期疼痛管理对神经的影响支持有限(Moura et al.，2011)。研究表明，大多数患儿在临终期接受机械通气支持、抗生素治疗和体位支持，但并没有疼痛或镇静支持(Moura et al.，2011)。美国新生儿护士协会(NANN，2015)提倡新生儿护理人员应在第一时间评估到患儿可能会不可避免地死亡时，就应提供姑息治疗，以确保家庭和患儿在面对死亡时经历一个平静，无痛，支持性的过程。

以下详细介绍 NANN 临终期新生儿姑息治疗和护理的声明♯3063(2015)，当认识到患儿有临终可能时，姑息治疗就应与医疗治疗同时开始。姑息治疗的目标是将家庭支持与医疗融合在一起，共同制定一个最适当的患儿护理计划。该计划应确保患儿遭受的痛苦降到最低，同时不再将延长患儿的存活时间作为首要的医疗目标。与成人临终护理一样，确保新生儿平静、有尊严的死亡应该是临终护理的重点(NANN，2015)。尽管本章为家庭提供了很多的指导和支持，以及实施标准化护理的重要性，但姑息治疗是一个舒适过程，而不是单指疼痛管理，姑息治疗作为疼痛管理的一个主题，同样重要。新生儿疼痛被定义为一种不愉快的感觉体验，无论对患儿和家庭，死亡都是一个不愉快的感觉体验。

NANN 声明♯3063 为新生儿临终护理的护理模式提供了指导方针。第一个建议是，无论是在产房，还是在 NICU 住院，还是患儿已经出院回家，一旦发现患儿生命垂危时，就应立即提供姑息治疗。在分娩前，已诊断致命疾病的胎儿，父母应在分娩前接受姑息治疗的咨询。对于选择继续妊娠的家庭，NANN(2015)建议以家庭咨询来确定出生地点，谁来实施分娩，在分娩时谁将在场，是否进行复苏，提供舒缓措施，并提供心理疏导。

NANN 职责声明♯3063(2015)建议，对家庭进行咨询和举行家庭会议是为新生儿和父母提供全面姑息治疗的关键。让家庭参与所有决策并以通俗易懂的语言解释病情、治疗和选择，有助于家庭认识到诊断的严重性，并在充分知情的情况下，做出决定。在分娩前或诊断时为家庭确定一名医务人员有助于家庭在患儿患病期间和决策过程中提供护理和支持。当患儿必须转诊到三级医疗中心时，医疗团队必须确保父母了解其病情严重性、医疗计划以及姑息治疗和临终治疗之间的区别（NANN，2015）。当患儿需要转运时，转运机构充分地告知有助于缓解父母的悲伤，并有助于减少父母因为获取的信息不一致时对医疗接受机构产生的愤怒。用通俗易懂的语言，以手册的形式进行书面介绍，可以加强口头咨询的效果。

根据 NANN(2015)，一个姑息治疗团队应包括专业的成员，并能够实施一致和全面的姑息治疗计划或临终关怀计划。姑息治疗团队应包括以提供情感和精神支持为主的成员，社工、牧师或神职人员、兄弟姐妹支持的专家，有相同经历的父母和泌乳顾问。医疗专家、社会工作者和牧师或神职人员，应陪伴家庭做出决定，帮助家庭理解其决定会产生的影响，并在整个过程中提供持续的支持以帮助他们理解和接受这个过程。如果选择泵出母乳喂养患儿的,泌乳顾问可以帮助母亲捐献母乳,并在患儿夭折时为母亲停奶提供支持和指导。

根据NANN(2015),姑息治疗计划应不仅包括新生儿医疗团队的治疗医嘱,还应包括处理不适、疼痛、喘息或癫痫发作的姑息医嘱。应鼓励和支持父母对患儿进行皮肤接触等安慰措施。在管理不适和疼痛时,必须使用有效的疼痛评估工具持续评估患儿疼痛,例如PIPP疼痛量表。根据评估结果,以最小的侵入措施提供干预。要记住,姑息治疗是在危及生命的情况下提供舒适的一种支持性方法,并同时提供治疗干预,有助于医疗团队和家庭了解,即使在威胁生命和所剩生命有限时,所有的希望也都没有消失。

临终关怀计划不包括治疗性干预,该计划的目标与姑息治疗计划不同。根据NANN(2015),临终关怀应尽可能设置在私密场所,父母或者任何家庭成员都可在场。在护理区域内,将警报机、寻呼机电话关闭,灯光调暗以确保家庭舒适。临床的强照明、警报响声、电话和寻呼机的声音会对正在经历痛苦的家庭产生负面影响。所有的疼痛操作,如足跟采血,都不再需要。但仍需使用疼痛量表对患儿的疼痛进行一定频率的评估、治疗和记录。鼓励父母用滴管给患儿滴水或用母乳来润滑嘴唇,这不仅对患儿,对父母也是一种安慰措施。

临终关怀计划应包括记忆制造环节(NANN,2015)。在医疗小组的支持下,由家庭在私密环境中为患儿洗澡和穿衣。在追思患儿时,帮助家庭确定谁将在场,留取患儿的手印和(或)脚印、患儿的照片、患儿的头发以及精神仪式,是临终关怀的必要组成部分。在整个过程中,家庭都应得到支持。当有家庭不能或选择不参与临终护理时,护理人员可以怀抱患儿,为他(她)洗澡和穿衣,并为家长收集追思物品。

患儿在生命的最后阶段,应该有一名医生在场,向其家庭提供可能发生情况的解释。解释患儿仍可能会存在呼吸,当撤去患儿所有的生命支持后,患儿可能仍可持续呼吸数分钟至数天,这对父母来说是必要的。这样他们就可以对死亡阶段有合理的预期和理解。在患儿生命结束时,应停止奶量摄入并停用血管升压药和肌肉松弛剂,同时停止呼吸支持(NANN,2015)。营养支持也应该停止,因为营养支持可以延长生命。家庭必须了解,在某些情况下,当营养支持被停止时,患儿仍可能存活 3 周以上的时间并做好死亡准备。

NANN(2015)建议姑息治疗和临终护理应持续到患儿死亡,并应过渡到丧亲护理。丧亲关怀的建议包括:为患儿提供一只泰迪熊,这样患儿就不会空手而去;在患儿去世后的几天和几周内给家庭打电话、送慰问卡;在患儿去世 1 周年时与家庭联系,提供支持小组的手册;为那些在出院时拒绝保存记忆盒的家庭和/或有追思的家庭保存记忆盒长达 1 年。NANN(2015)还建议为医疗团队提供倾诉和心理支持服务。在所有建议的活动和干预中,向家庭和医疗团队提供最佳支持的关键都是沟通。

实施 NANN 的立场声明需要对沟通实践和方法的深入支持和理解。确保在安静、私密的环境中与家庭成员进行面对面的沟通,同时允许家庭选择的任何成员在场,从而产生一个支持性的环境。用简单明了的语言与家长沟通患儿的预后,有助于消除任何误解。以一种温和而直接的方式告诉家长死亡可能近在眼前,尽管不再进行必要的治疗,但仍会给予照顾(Mancini,Uthaya,Beardsley,Wood,& Modi,2014)。确保提供翻译服务,以减少恐惧和困惑,如有必要,让家长得到充分的信息。与父母一起决定何时停止生命支持,父母和其他家庭成员应选择在场,并怀抱患儿。当患儿死亡时,父母应该清楚地知道会发生什么,比如肤色变化和呼吸困难。鼓励父母在患儿临终期表现出悲痛和举行仪式(Mancini et al.,2014)。家庭的参与对患儿平静的离世是至关重要的。

在患儿生命末期为保障疼痛管理和舒适,考虑是否使用麻醉止痛药是有争议的(Mancini et al.,2014),因为麻醉药可能会加速患儿死亡。了解疼痛管理的必要性,对于确保患儿能够有尊严、平静地离世是非常必要的。相关的考虑包括使用有效的疼痛量表来评估疼痛和选择控制疼痛的药物。给药方式应以创伤性最小的方式进行,首选口腔黏膜或皮下给药(Mancini et al.,2014)。非麻醉性药物应与麻醉性药物联合使用,并应采取非药物干预措施,例如,包裹、减少噪音和光线刺激、非营养性吮吸、按摩和轻柔的音乐都可以帮助患儿安静地离世。

临终新生儿最常用的药物是吗啡和芬太尼,在处理临终疼痛管理时,可以延长这 2 类药物的使用时间或增加剂量(Moura et al., 2011)。这并不是因为缺乏对不良反应的考虑,而是姑息治疗的主要目标是让患儿舒适直至离世。满足 NANN 立场声明♯3063 的建议,为成年人制定的伦理和道德方面的考虑,也应对新生儿人群进行考虑。在缓解疼痛方面,应优先考虑声音、光线等环境因素以及适合触觉发育的措施,以及选用适当的疼痛工具来评估。在临终期,根据所用疼痛工具评定的结果可以预防或减少疼痛的负面影响(Moura et al., 2011)。限制不舒适的操作和干预措施,如吸引、穿刺和重新插管,可以避免患儿遭受不必要的痛苦,在管理患儿及其家庭在整个生命过程中疼痛的各个方面时,临终关怀和姑息治疗是必要的,同时也是出于伦理上的考虑。

面对濒死患儿的疼痛管理需要时,还可以考虑其他药物,例如苯巴比妥、咪达唑仑和地西泮。每一种都可以缓解死亡过程中可能发生的任何癫痫活动,同时有助于婴儿的整体疼痛管理。给药剂量取决于患儿的体表面积和体重,通常通过静脉注射给药。理想情况下,这些药物是吗啡和(或)芬太尼以及非药物干预以外的补充。姑息性和临终疼痛管理可以通过经慎重考虑的药物和非药物措施来干预,并有一个简短的药物选择列表。在处理新生儿疼痛需求时,医疗团队必须对新生儿死亡所面临的情感和心理因素有深刻的理解。了解家庭的想法,通过坦诚、开放的交流可以促进医疗团队对患儿的支持,疼痛管理可以作为重点。从开始启动姑息治疗和临终护理,将家庭纳入决策过程,可以确保患儿的护理重点是促进平和、有尊严和无痛苦地离去。

（刘　晴）

参考文献

Catlin, A., & Carter, B. (2002). Creation of a neonatal end-of-life palliative care protocol. *Journal of Perinatology, 22*(3), 184–195. Retrieved from http://www.nature.com/jp/journal/v22/n3/full/7210687a.html

Institute of Medicine. (2003). *When children die: Improving palliative and end-of-life care for children*. Washington, DC: National Academies Press.

Kain, V., Gardner, G., & Yates, P. (2009). Neonatal palliative care attitude scale: Development of an instrument to measure the barriers to and facilitators of palliative care in neonatal nursing. *Pediatrics, 123*(2), 207–213. Doi: 10.1542/peds.2008–2774.

Mancini, A., Uthaya, S., Beardsley, C., Wood, D., & Modi, N. (2014). *Practical guidance for the management of palliative care on neonatal units*. Chelsea and Westminster Hospital NHS Foundation Trust.

Moura, H., Costa, V., Rodrigues, M., Almeida, F., Maia, T., & Guimaraes, H. (2011). End of life in the neonatal intensive care unit. *Clinics, 66*(9), 1569–1572. doi:10.1590/S1807-59322011000900011

National Association of Neonatal Nurses. (2015). *Palliative and end-of-life care for newborns and infants position statement #3063*. Retrieved from http://www.nann.org/uploads/files/PalliativeCare6_FINAL.pdf

Zimmerman, K. O., Hornik, C. P., Ku, L., Watt, K., Loughon, M. M., Bidegain, M., . . . Smith, P. B. (2015). Sedatives and analgesics given to infants in neonatal intensive care units at the end of life. *Journal of Pediatrics, 167*(2), 299–304. doi:10.1016/j.jpeds.2015.04.059

附录 A

疼痛量表

CRIES 疼痛量表

	日期/时间				
哭声——疼痛的哭声特点是高音调 0——不哭或者不是高音的哭声 1——哭声高音但是婴儿很容易被安慰 2——哭声高音但是婴儿无法被安慰					
血氧饱和度<95%时需要给氧——给氧后婴儿表现为氧合减少,考虑低氧血症的其他原因(例如,镇静过度,肺不张,气胸) 0——不需要氧气 1——需要<30%氧气 2——需要>30%氧气					
生命体征增加(血压和心率)——最后评估血压,因为这可能会吵醒孩子,使其他评估变得困难 0——心率和血压不变或低于基线 1——心率或血压升高,但升高幅度小于基线的20% 2——心率或血压比基线增加>20%					

续 表

	日期/时间			
表情——面部痛苦表情与疼痛最相关,痛苦表情特征可能是眉毛低垂,眼睛紧闭,鼻唇沟加深,或嘴张开 0——无痛苦表情 1——只有痛苦表情 1 种表现 2——出现痛苦表情和无哭声的呻吟 2 种表现				
失眠——根据婴儿在记录分数前 1 h 内的状态进行评分 0——婴儿一直在睡觉 1——婴儿经常醒来 2——婴儿一直醒着				
总 分				

BP,血压;HR,心率;SaO_2 血氧饱和度;来自 Krechel 和 Bildner (1995)。经允许转载。

新生儿疼痛量表(NIPS)

NIPS	0 分	1 分	2 分
面部表情	放松	紧张	—
哭声	不哭闹	不适,哭声微弱	哭声强有力
呼吸	放松	与基线情况不同	—
手臂	放松	弯曲/伸展	—
双腿	放松	弯曲/伸展	—
警觉性	睡眠/平静	不舒服	—

注:疼痛最高得分为 7 分,如果评分≥4 分考虑为疼痛。

来自 Lawrence et al.(1993)。施普林格出版社 1993 年版权所有公司。经允许转载。

N‑PASS 疼痛量表

N‑PASS：新生儿疼痛、躁动及镇静评估量表				
评估标准	镇 静		镇静/疼痛	疼痛/躁动
	−2	−1	0/0	1	2
哭/易怒	疼痛刺激后无哭吵	疼痛刺激后有轻微呻吟或小声哭吵	无镇静剂/无疼痛迹象	间歇性激惹或哭吵；可安慰	高音或不间断的无声哭泣；不可安慰
行为状态	对任何刺激无反应；无自主活动	轻微刺激可唤醒；少许自主活动	无镇静剂/无疼痛迹象	不安,蠕动频繁觉醒	身体呈弓形,踢腿；不间断的觉醒或轻微刺激后觉醒/无运动（未镇静）
面部表情	口唇放松；无特殊面部表情	刺激后有轻微面部表情	无镇静/无疼痛迹象	间歇的疼痛表现	不间断的疼痛表现
肢体活动肌张力	无握持反射；肌肉无力	握持反射微弱；肌张力下降	无镇静/无疼痛迹象	间歇性紧握脚趾,拳头或手指伸展；躯体放松	持续握紧脚趾、拳头或手指伸展,身体很紧张
生命体征 HR, RR, BP, SPO₂	刺激后生命体征无改变；低通气或者呼吸暂停	刺激后与基础生命体征相差<10%	无镇静/无疼痛迹象	刺激后,比基础生命体征增加10%～20%；SPO₂76%～85%,快速恢复	刺激后基础生命体征增加>20%；SPO₂≤75%,缓慢恢复；呼吸不规则/人机对抗

BP,血压；HR,心率；RR,呼吸频率；SPO₂,血氧饱和度。
胎龄或校正胎龄<30周的总分加1分。

镇静评估

- 除了疼痛之外,对每个行为和生理标准进行评分,以评估婴儿对刺激的反应

- 不需要对每次疼痛评估都进行镇静评估

- 对于每个行为和生理标准,镇静评分为 0→−2,然后相加并记为负分(0→−10)

- 如果婴儿没有镇静的迹象,没有反应不足,则得分为 0 分

- 所需的镇静水平因情况而异
  - ❖ "深度镇静"→目标得分−10～−5
  - ❖ "轻度镇静"→目标得分−5～−2
  - ❖ 不建议深度镇静,除非婴儿有机械通气支持,否则可能发生低通气和呼吸暂停

- 未服用阿片类药物/镇静剂的阴性评分可能表明:
  - ❖ 早产儿对长期或持续疼痛/压力的反应
  - ❖ 神经性抑郁、败血症或其他病理学问题

疼痛/躁动评估

- 疼痛评估是第五个生命体征——疼痛评估应该包括在每个生命体征评估中

- 每个行为和生理标准从 0→+2 评分,然后总结
  - ❖ 根据胎龄给早产儿的疼痛评估加上分数,以弥补行为交流疼痛能力的不足

❖ 疼痛总分记录为正数(0→+11)

■ 如果得分>3,建议进行治疗/干预

❖ 在得分达到 3 分之前,需要对已知疼痛/疼痛刺激进行干预

■ 疼痛治疗/干预的目标是得分≤3

■ 更频繁的疼痛评估适应证

❖ 可能引起疼痛的管道或导管,特别是可能移动的导管(如胸管)→至少每 2～4 h

❖ 应用止痛药和(或)镇静剂→至少每 2～4 h

❖ 镇痛剂给药 30～60 min 后进行疼痛行为的评估,以评估患儿对药物的反应

❖ 术后→24～48 h 内至少每 2 h 1 次,之后每 4 h 1 次直到停药

麻痹/神经肌肉阻滞

■ 对瘫痪婴儿的疼痛进行行为评估是不可能的

■ 在休息或刺激时心率和血压的增加可能是需要增加镇痛的唯一指标

■ 镇痛药应连续滴注或 24 h 给药

❖ 如果婴儿是术后、有胸导管或其他可能会引起疼痛的病理(如 NEC),可能需要更高、更频繁的剂量

❖ 阿片类药物因为会出现耐受,故剂量应每 3～5 天增加 10%,这样不会出现镇痛不足的症状

评分标准

哭闹/易怒

−2→对疼痛刺激无反应

- 针刺时无哭声

- 对气管插管或经鼻吸引无反应

- 对护理无反应

−1→疼痛刺激时有呻吟、叹息或哭泣（可闻及声音或无声），例如针刺、气管插管或经鼻吸引、照护的时候等

　0→无镇静迹象或无疼痛/躁动迹象

＋1→婴儿偶尔会感到易怒/哭闹，但会得到安慰

- 插管时——有间歇性无声哭泣

＋2→以下任何一项

- 哭声尖锐

- 婴儿哭得难以安抚

- 如果插管——持续无声哭泣

行为状态

−2→对任何刺激不能唤醒或反应

- 眼睛不断地闭上或睁开

- 无自主运动

−1→几乎很少有自主运动，对任何刺激很少或者仅是短暂的唤醒

- 短暂睁眼

- 对气道吸引有反应

- 对疼痛表现出退缩

0→无镇静迹象或无疼痛/躁动迹象

＋1→以下任何一项

- 不安、蠕动

- 很小的刺激或者没有刺激时候频繁/很容易觉醒

＋2→以下任何一项

- 踢腿

- 身体呈弓形

- 持续清醒

- 刺激时没有运动或者最小的唤醒（没有镇静，与相应胎龄或临床情况不一致）

面部表情

－2→以下任何一项

- 口腔松弛

- 流口水

- 休息时或受刺激时没有面部表情

－1→刺激时面部表情很少

0→没有镇静迹象或者没有疼痛/躁动迹象

＋1→间歇性观察到疼痛的面部表情

＋2→连续观察到疼痛的面部表情

肢体活动/肌张力

－2→以下任何一项

- 手掌或足底无握持反射

- 四肢无力

185

－1→以下任何一项

- 手掌或足底握持反射弱

- 肌张力低

0→无镇静迹象或无疼痛/躁动迹象

＋1→间歇(＜30秒)观察脚趾和(或)拳头,或手指张开

- 身体不紧张

＋2→以下任何一项

- 频繁(≥ 30 秒)观察脚趾、拳头或手指张开

- 身体紧张/僵硬

生命体征: HR、BP、RR 和 SPO_2

－2→以下情况之一

- 刺激时生命体征无变化

- 换气不足

- 呼吸暂停

- 机械通气患儿——无自主呼吸

－1→刺激时生命体征几乎无变化——比基础值降低＜10％

0→无镇静迹象或无疼痛/躁动迹象

＋1→以下任何一项

- HR、RR 和(或)BP 比基线高出 10％～20％

- 在护理/刺激下,婴儿发生最小到中度的低血氧饱和度(SPO_2 76％～85％)然后快速恢复正常(2 min 内)

＋2→以下任何一项

- HR、RR 和(或)BP 高出基线 20％

- 在护理/刺激下,婴儿发生严重的低血氧饱和度

（SPO$_2$≤75%），然后缓慢恢复（>2分钟）

- 呼吸不规则/人机对抗

© Loyola University Health System，Loyola University Chicago (2009).
Pat Hummel，MA，APN，NNP，PNP.经允许转载。

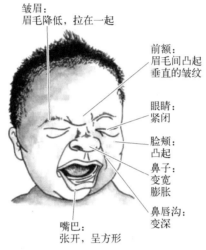

婴儿躯体有疼痛时的面部表情

（经许可，转载自 Wong DL，Hess CS：Wong and Whaley's
儿科临床护理手册,第5版,2000,Mosby,圣路易斯）

早产儿疼痛评估量表

指　标	0	1	2	3
孕周	≥36周	32~35周+6天	28~31周+6天	<28周
观察新生儿15秒				
行为状态	活动/清醒：眼睛睁开、出现面部活动	安静/清醒：眼睛睁开、没有面部活动	活动/睡眠：眼睛闭合、出现面部活动	安静/睡眠：眼睛闭合、没有面部活动

指　标	0	1	2	3
记录心率和血氧饱和度				
心率最大值	增加 0～4 次/分	增加 5～14 次/分	增加 15～24 次/分	增加 ≥25 次/分
血氧饱和度最低值$_2$	下降 0%～2.4%	下降 2.5%～4.9%	下降 5%～7.4%	下降 ≥7.5%
观察新生儿 30 秒				
皱眉	无	偶尔有	时常有	频繁有
挤眼睛	无	偶尔有	时常有	频繁有
鼻唇沟加深	无	偶尔有	时常有	频繁有

　　无——被定义为 0%～9% 的观察时间；偶尔有，10%～39% 的观察时间；时常有，40%～69% 的观察时间；频繁有，70% 或以上的观察时间。在这个量表中，分数为 0～21 分，得分等于或低于 6 分，表示无疼痛或轻度疼痛；分数超过 12 表示中度到重度的疼痛。

　　BPM，次/分；GA，孕周；HR，心率；NB，新生儿。

　　经许可转载自 From Stevens, Johnston, Petryshen, and Taddio (1996)。

FLACC 疼痛量表(脸、腿、活动、哭闹、安抚评估量表)

评估项目	评　分		
	0	1	2
面部	表情自然或微笑；冷漠	偶尔痛苦面容或皱眉、沉默	经常甚至持续皱眉、咬紧牙关、下颌颤抖
腿	自然体位、放松	不安、不停地动紧张	踢腿或腿部蜷曲
活动	静卧、体位自然，活动自如	扭动，动来动去紧张	弓形，僵硬或痉挛

续　表

评估项目	评　　分		
	0	1	2
哭闹	不哭（清醒或睡眠）	呻吟或呜咽偶尔抱怨	连续哭吵，尖叫或抽泣，经常抱怨
可安抚度	满意，放松	偶尔的抚摸，拥抱或交流可分散注意	很难被安慰

5 个类别中的每一个类别（F）面部；（L）腿；（A）活动；（C）哭泣，（C）可安慰度得分为 0～2 分，总分为 0～10 分。

FLACC 量表由 Sandra Merkel，MS，RN；Terri Voepel-Lewis，MS，RN；and Shobha Malviya，MD，at C. S. Mott 编制；莫特儿童医院，密歇根大学卫生系统，Ann Arbor，MI。经允许使用。版权所有：密歇根大学董事会成员。

（钱葛平）

附录 B
换算表

重量换算表

体	重		
克	盎司	克	盎司
10 g	$\frac{1}{4}$ oz	275 g	$9\frac{3}{4}$ oz
15 g	$\frac{1}{2}$ oz	300 g	$10\frac{1}{2}$ oz
25 g	1 oz	350 g	12 oz
50 g	$1\frac{3}{4}$ oz	375 g	13 oz
75 g	$2\frac{3}{4}$ oz	400 g	14 oz
100 g	$3\frac{1}{2}$ oz	425 g	15 oz
150 g	$5\frac{1}{2}$ oz	450 g	1 lb
175 g	6 oz	500 g	1 lb 2 oz
200 g	7 oz	700 g	$1\frac{1}{2}$ lb
225 g	8 oz	750 g	1 lb 10 oz
250 g	9 oz	1 kg	$2\frac{1}{4}$ lb

续　表

体　　重			
克	盎司	克	盎司
1.25 kg	2 lb 12 oz	2.25 kg	5 lb
1.5 kg	3 lb 5 oz	2.5 kg	$5\frac{1}{2}$ lb
2 kg	$4\frac{1}{2}$ lb	3 kg	$6\frac{1}{2}$ lb

备注：1 千克约等于 2.2 磅

http://photosimagesvip.com/weight-conversion-table-chart

体温换算表

华氏温度(℉)	摄氏温度(℃)
96.8	36.0
97.7	35.5
98.6	37.0
99.5	37.5
100.4	38.0
101.0	38.3
102.2	39.0
103.1	39.5
104.0	40.0

备注：华氏温度换算为摄氏温度时，将华氏温度减去 32，然后乘以 5/9。
摄氏温度换算为华氏温度时，将摄氏温度乘以 9/5，然后再加上 32。

长度换算表

英寸	毫米	英寸	毫米	英寸	毫米
$1\frac{1}{16}$	26.99	$1\frac{1}{8}$	28.58	$1\frac{3}{16}$	30.16
$1\frac{3}{32}$	27.78	$1\frac{5}{32}$	29.37	$1\frac{7}{32}$	30.96

续　表

英寸	毫米	英寸	毫米	英寸	毫米
$1\frac{1}{4}$	31.75	$1\frac{7}{8}$	47.63	$3\frac{1}{2}$	88.90
$1\frac{9}{32}$	32.54	$1\frac{29}{32}$	48.42	$3\frac{17}{32}$	89.69
$1\frac{5}{16}$	33.34	$1\frac{15}{16}$	49.21	$3\frac{9}{16}$	90.49
$1\frac{11}{32}$	34.13	$1\frac{31}{32}$	50.01	$3\frac{19}{32}$	91.28
$1\frac{3}{8}$	34.93	2	50.80	$3\frac{5}{8}$	92.08
$1\frac{13}{32}$	35.72	$2\frac{1}{32}$	51.59	$3\frac{21}{32}$	92.87
$1\frac{7}{16}$	36.51	$3\frac{1}{16}$	77.79	$3\frac{11}{16}$	93.66
$1\frac{15}{32}$	37.31	$3\frac{3}{32}$	78.58	$3\frac{23}{32}$	94.46
$1\frac{1}{2}$	38.10	$3\frac{1}{8}$	79.38	$3\frac{3}{4}$	95.25
$1\frac{17}{32}$	38.89	$3\frac{5}{32}$	80.17	$3\frac{25}{32}$	96.04
$1\frac{9}{16}$	39.69	$3\frac{3}{16}$	80.96	$3\frac{13}{16}$	96.84
$1\frac{19}{32}$	40.48	$3\frac{7}{32}$	81.76	$3\frac{27}{32}$	97.63
$1\frac{5}{8}$	41.28	$3\frac{1}{4}$	82.55	$3\frac{7}{8}$	98.43
$1\frac{21}{32}$	42.07	$3\frac{9}{32}$	83.34	$3\frac{29}{32}$	99.22
$1\frac{11}{16}$	42.86	$3\frac{5}{16}$	84.14	$3\frac{15}{16}$	100.01
$1\frac{23}{32}$	43.66	$3\frac{11}{32}$	84.93	$3\frac{31}{32}$	100.81
$1\frac{3}{4}$	44.45	$3\frac{3}{8}$	85.73	4	101.60
$1\frac{25}{32}$	45.24	$3\frac{13}{32}$	86.52	$4\frac{1}{32}$	102.39
$1\frac{13}{16}$	46.04	$3\frac{7}{16}$	87.31	$5\frac{1}{16}$	128.59
$1\frac{27}{32}$	46.83	$3\frac{15}{32}$	88.11	$5\frac{3}{32}$	129.38

英寸	毫米	英寸	毫米	英寸	毫米
$5\frac{1}{8}$	130.18	$5\frac{3}{8}$	136.53	$5\frac{11}{16}$	144.66
$5\frac{5}{32}$	130.97	$5\frac{13}{32}$	137.32	$5\frac{23}{32}$	145.26
$5\frac{1}{8}$	130.18	$5\frac{7}{16}$	138.11	$5\frac{3}{4}$	146.05
$5\frac{5}{32}$	130.97	$5\frac{15}{32}$	138.91	$5\frac{25}{32}$	146.84
$5\frac{3}{16}$	131.76	$5\frac{1}{2}$	139.70	$5\frac{13}{16}$	147.64
$5\frac{7}{32}$	132.56	$5\frac{17}{32}$	140.49	$5\frac{27}{32}$	148.43
$5\frac{1}{4}$	133.35	$5\frac{9}{16}$	141.29	$5\frac{7}{8}$	149.23
$5\frac{9}{32}$	134.14	$5\frac{19}{32}$	142.08	$5\frac{29}{32}$	150.02
$5\frac{5}{16}$	134.94	$5\frac{5}{8}$	142.88	$5\frac{15}{16}$	150.81
$5\frac{11}{32}$	135.73	$5\frac{21}{32}$	143.67	$5\frac{31}{32}$	151.61

http://www.sampletemplates.com/business-templates/metric-conversion-chart.html

附录 C

药物分类

儿童医院协会修订的药品分类参考表

分 类	举 例	作用机制	适 应 证	剂量的考虑	可能的不良反应*
阿片类药物	吗啡 氢吗啡酮 可待因 氢可酮 羟考酮 芬太尼 美沙酮	在传递过程中与大脑和脊髓中的阿片受体结合	中度至重度疼痛	滴定方式达到效果（期望的镇痛）或不可忍受的不良反应（呼吸抑制）	呼吸抑制，恶心，呕吐，便秘，镇静，尿潴留
非阿片类	对乙酰氨基酚 阿司匹林 布洛芬 萘普生 酮咯酸	在转导过程中抑制前列腺素的产生	轻度至中度疼痛，阿片类镇痛作用，继发炎症性疼痛	非阿片类药物具有"镇痛上限"特征，这意味着超过推荐的 mg/kg 剂量不能缓解疼痛。临床医生应考虑添加阿片类药物	消化不良，恶心，呕吐，胃肠出血，抑制血小板聚集，急性肾功能衰竭，肝毒性

续　表

分　类	举　例	作用机制	适　应　证	剂量的考虑	可能的不良反应*
局部麻醉剂	利多卡因 布比卡因 EMLA®	防止去极化并阻断转导过程中的作用	治疗周围神经阻滞的手术切口或伤口浸润 在针刺术前局部应用以麻木皮肤 硬膜外输液的组成部分	滴定至有效；超过推荐剂量可增加全身毒性的风险	全身毒性的迹象包括恶心、呕吐、耳鸣、视力模糊、幻觉、虚弱、烦躁、焦虑、头晕、癫痫、心动过缓、心悸、低血压、呼吸暂停、金属味和心脏骤停 局部用药可引起接触性皮肤炎、灼热和或）水肿
抗惊厥药	加巴喷丁 卡马西平 苯妥英钠 氯硝西泮 丙戊酸钠 左乙拉西坦	主要适应证不是镇痛（需要采取额外的疼痛管理措施）。抗惊厥药物对疼痛的作用机制可能是通过抑制去极化和阻断传导过程中的动作电位来实现的。	神经性疼痛	滴定达到疗效，预防副作用的发生	不良反应因不同的抗惊厥药而异，也可能是剂量依赖性的（更多信息参见第 6 章"镇痛药"）

195

续　表

分　类	举　例	作用机制	适　应　证	剂量的考虑	可能的不良反应*
糖皮质激素	地塞米松 甲泼尼龙 泼尼松	未知，但可能与转导过程中干扰前列腺素合成有关；肿瘤肿块的收缩；异常电活动的调节	神经病理性疼痛 癌症疼痛 关节痛 梗阻性疼痛	较高剂量可用于严重疼痛的急性发作，而对于慢性反应性疼痛推荐较低剂量	与给药和撤药有关；风险随着剂量和持续时间而增加（更多信息参见第6章"联合镇痛药"）
NMDA受体拮抗剂	氯胺酮 美沙酮	在传递过程中阻断脊髓背角的NMDA受体。可能还有其他镇痛作用	神经性疼痛 操作性疼痛 难治性伤害性疼痛	具体以实际用药为准	恶心、呕吐、镇静和幻觉
α₂受体激动剂	可乐定	未建立（有关其他信息，请参见第6章"联合镇痛药"）	神经性疼痛	从低剂量开始，逐渐滴定以减轻不可忍受的不良反应	镇静 低血压 口干
GABA激动剂	巴氯芬 劳拉西泮 地西泮	在调节过程中抑制脊髓单突触和多突触反射的传递	神经性疼痛 可能的急性伤害性疼痛	从低剂量开始，逐渐滴定以减轻不可忍受的不良反应	头晕、镇静、恶心、便秘、与阿片类药物同时给药可能会增加头晕和镇静的不良反应；如果突然停止，会出现戒断症状或癫痫发作

GABA. γ-氨基丁酸；NMDA. N-甲基-D-天冬氨酸受体。

* 请注意，阿片类药物的效力各不相同；当从一种阿片类药物切换到另一种时，使用等效镇痛表很重要。

用药管理八项要求

- 正确的患儿
- 正确的药物
- 正确的剂量
- 正确的途径
- 正确的时机
- 正确的记录
- 正确的原因
- 正确的反应

资料来源: Bonsall (2012)

新生儿阿片类药物

药品名称	使 用	剂 量 和 给 药	不良反应	注意事项
芬太尼	镇痛、镇静和麻醉	镇静/镇痛: 每剂 0.5~4 mcg/kg IV 慢推 输注速度: 1~5 mcg/kg/hr 麻醉: 5~50 mcg/kg	呼吸抑制, 胸壁僵硬和尿潴留	纳洛酮随时可用

续 表

药品名称	使 用	剂 量 和 给 药	不 良 反 应	注 意 事 项
美沙酮	阿片类药物戒断的治疗	初始剂量：每12～24 h 0.05～0.2 mg/kg 在4～6周内每周减少10%～20%的剂量	呼吸抑制，肠梗阻和胃排空延迟以及QT间期延长	心脏评估和谨慎撤机
吗啡	镇痛，镇静，戒断的治疗	0.05～0.02 mg/kg 静脉推注至少5 min 持续输注：负荷剂量为100～150 mcg/kg 使用1小时，随后为10～20 mcg/(kg·hr) 阿片类药物依赖的治疗：从最近的静脉注射（IV）吗啡剂量开始；每天减少10%～20%；口服剂量为静脉注射剂量的3～5倍 新生儿停药初期治疗：0.03～0.1 mg/(kg·剂量)，每3～4 h 口服1次；每2/3天撤药剂量10%～20%	呼吸抑制，腹胀，肠梗阻和尿潴留	准备好纳洛酮；避光

Adapted from Young and Mangum (2009).

新生儿镇痛药

药品名称	使 用	剂 量 和 给 药	不利影响	特别注意事项
对乙酰氨基酚	解热剂； 轻度至中度疼痛	口服负荷剂量：20～25 mg/kg 维持剂量：12～15 mg/kg 维持间隔： 足月：每 6 h 早产＞32 周：每 8 h 1 次 早产＜32 周：每 12 h	过量给药引起肝毒性、皮疹、发热	
非甾体抗炎药	轻度至中度疼痛 PDA 关闭	目前没有关于疼痛管理的建议	血小板减少症、尿量减少	
EMLA®	局部镇痛	涂抹 1～2 g；操作前用封闭敷料覆盖 60～90 min	泛白、发红、高铁血红蛋白血症	
咪达唑仑	镇静，麻醉诱导和难治性癫痫发作	IV：0.05～0.15 mg/kg 持续至少 5 min，每 2～4 小时重复 1 次 PRN，口服，口服 0.25 mg/kg	呼吸抑制和停止、低血压	不能快速输液

续　表

药品名称	使用	剂量和给药	不利影响	特别注意事项
地塞米松	镇静剂	负荷剂量：1 mcg/kg 维持量：0.5~0.8 mcg/kg		
苯巴比妥	抗惊厥药	负荷剂量：20 mg/kg·缓慢推注 维持：每天 3~4 mg/kg	呼吸抑制	静脉注射部位的严密管理
劳拉西泮	抗惊厥药	0.05~0.1 mg/kg	呼吸抑制	剂量依赖性中枢神经系统抑制
硫喷妥钠	镇静剂	可以用到 2 mg/kg；最大剂量 4 mg/kg		
利多卡因	背阴茎阻滞	<37周：0.5 g >37周：1 g/kg		操作开始前至少留出 5 min 的时间进行有效镇痛

CNS，中枢神经系统；Ⅳ，静脉注射；NSAIDs，非甾体抗炎药；PDA，动脉导管未闭；PRN，根据需要或出现情况时。改编自 Young 和 Magnum (2009)。

（何嘉燕）

索　引

（裴梦凡）